腰痛・肩こり・ひざ痛にサヨナラ！

30秒ストレッチ

迫田和也

開発社

はじめに

神奈川県藤沢市で慢性腰痛専門の「整体院 和-KAZU-」を経営しています整体師の迫田和也です。

身体ってなんでしょう？　痛みとはなんでしょう？

そう考えたとき、私は、人の体は連動するという考えに辿り着きました。

その結果、痛みをただ取るだけではなく、戻らないようにするためには、患者さん自身の生活習慣を変えなければいけないと気づいたのです。

そのためには、施術するだけではなく、セルフケア、ストレッチ、姿勢、歩き方、座り方などを指導する――これを実践することで、患者さんの痛みが取れ、かつ、痛みが戻らない体が作れるようになったのです。

本書では、私が普段から行っている痛みの原因を見つけるセルフチェック、痛みにアプローチするストレッチ、さらには、痛みのない体を作る正しい姿勢、歩き方、座り方について、シンプルに解説しています。

あなたが腰痛に悩んでいても、あきらめないでください。腰痛は結果的に腰が痛くなっているだけで、原因は必ず他にあります。痛い場所ではなく、原因に対するアプローチをすれば、必ず治るのです。

読者の皆様が、この本を通じて、腰痛や肩こりから卒業していただけることを切に願います。

迫田和也

もくじ

腰痛・肩こり・ひざ痛にサヨナラ！　30秒ストレッチ

第1章 KAZU式ストレッチとは？

第2章 体の痛みをチェックする

第3章 腰・肩の痛みを解消するストレッチ

第4章 ひざの痛みを解消するストレッチ

第5章 正しい姿勢を手に入れる

第6章

施術体験者の声

スペシャル誌上問診

第1章

KAZU式ストレッチとは？

これからご紹介するＫＡＺＵ式ストレッチは「痛みに対するストレッチではなく、痛みの原因にアプローチするストレッチ」です。痛みに連動した部位に本来の動きを取り戻させることで、根本的な解消を図っていきましょう。

痛みの原因にアプローチするKAZU式ストレッチ

まず最初に、本書における一番重要なポイントをお伝えしたいと思います。それは、これからご紹介するKAZU式ストレッチは「**痛みに対するストレッチではなく、痛みの原因にアプローチするストレッチ**」であるという点です。

どういうことか順を追って説明しましょう。

まずは肩こりや腰痛といった体の痛みが生じる原因についてです。痛みが出た場所では何が起きているのでしょうか。

がんなどの病気やヘルニア、内臓疾患、またはストレスなどの精神疾患といったものが原因であるケースを除けば、多くの場合、**患部を取り巻く筋肉のつっぱりや炎症**

が、**腰痛や肩こりを引き起こす原因**となります。

では、痛みを感じる場所をマッサージして筋肉のつっぱりをほぐし、湿布を貼って炎症を抑えれば、肩こりや腰痛は完治するのでしょうか。答えは「ノー」です。痛みに悩まされ、何年も病院に通い続けている方が多くいらっしゃいますが、そんな方々にこそ、次のことを知っていただきたいのです。

それは、多くの腰痛や肩こりは「**痛みを感じる部分ではなく、連動している別の場所に原因がある**」ということ。ここでいう別の場所とは、えてして痛みを感じる部分からひとつ離れた関節周辺を指します。肩こりならば、肩甲骨《けんこうこつ》や胸の筋肉です。腰痛ならば骨盤や股関節周りの筋肉。こういった場所がこり固まることで、運動率が低下し、本来の可動範囲を確保できなくなってしまうのです。

すると、隣の関節が動かない分、腰や肩に必要以上の動きが求められ、動かしすぎることによって筋肉が伸ばされたり、緊張したりして、関節が詰まってきてしまいます。この状態が長く続き、負荷が蓄積されることで、肩こりや腰痛が引き起こされるのです。

これは「体は連動している」という考え方をベースにした肩こりや腰痛のメカニズ

ムで、KAZU式ストレッチも、この運動連鎖の理論に基づいています。

野球を例に挙げてみましょう。コーチがピッチャーに対し「腕だけでなく体全体を使って投げなさい」と指導するのは、球速や球威といったパフォーマンスを上げることはもちろんですが、脚腰を上手く使うことで、肘や肩への負担を減らすことができるためです。ピッチャーが腕の力だけで速い球を投げ続ければ、そのうちに肘や肩が悲鳴を上げるのは誰の目にもあきらかですね。これは、肩こりが実は、肩甲骨周辺の筋肉の緊張が元になって引き起こされるという論理と完全に一致します。

冒頭で「**KAZU式ストレッチ**」だとお伝えしました。つまり、これからご紹介するストレッチは、痛みの出ている腰や肩ではなく、**連動した部位に本来の動きを取り戻させることで、根本的な解消を図るストレッチ**なのです。**KAZU式ストレッチは、痛みに対するストレッチではなく、痛みの原因に対するストレッチ**

肩こりや腰痛を診察すると、先生の多くは患部に電気を流したり、温めたり、マッサージするなど、局所にフォーカスした治療を施します。確かに、その場は痛みが和らいだ感じがするでしょう。しかし、痛みの原因へのアプローチがなければ、その場しのぎになってしまいます。しばらくすれば痛みはぶり返し、いつまでたっても根本的な痛みの解消にはつながりません。きっと、本書を手に取っていただいたほとんどの方が、このような悩みを抱えているのではないでしょうか。

そして、KAZU式ストレッチで肩こりや腰痛の解消を目指す上で、大事なポイントがもうひとつ。それは、**このストレッチを習慣にしていただきたい**という点です。

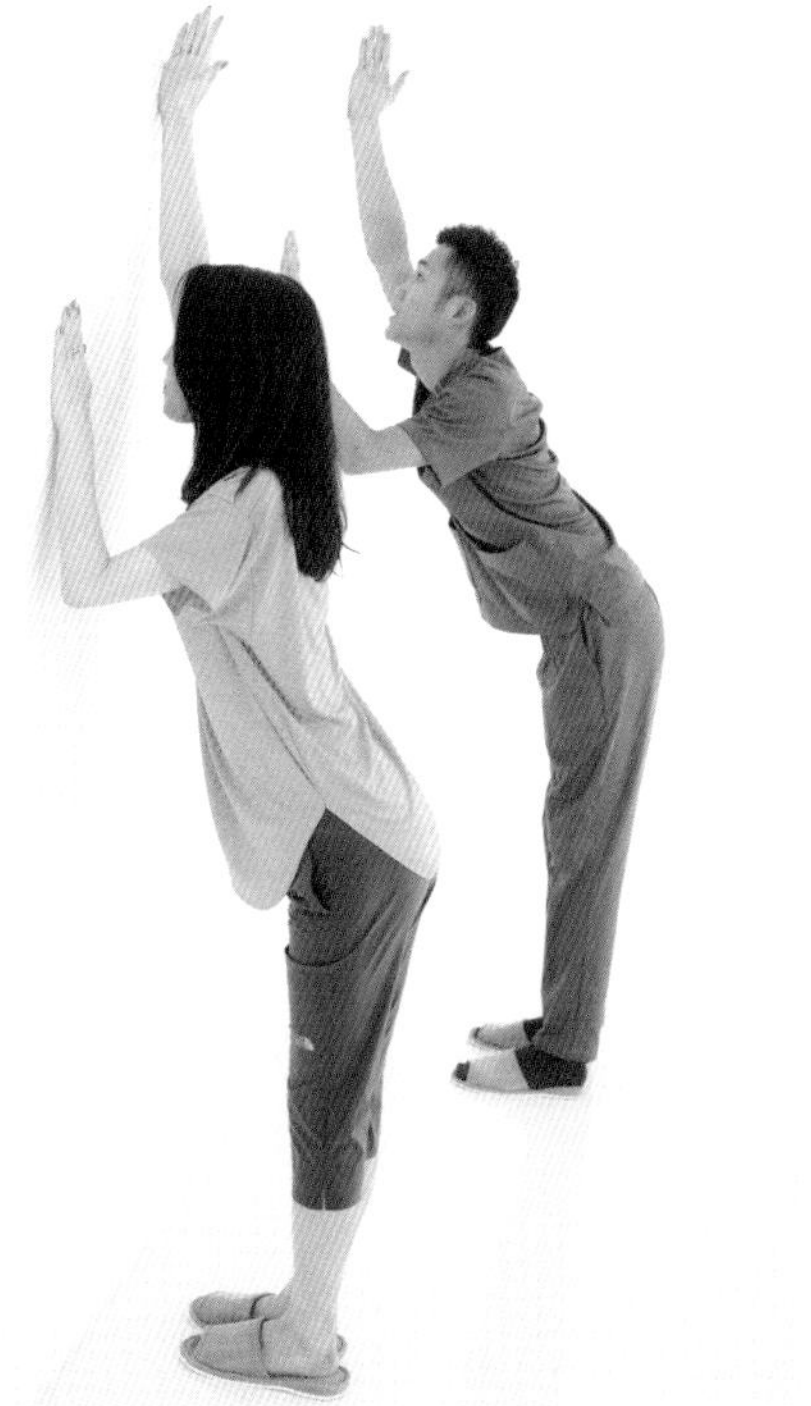

ストレッチを習慣にすることで、肩こりや腰痛の根本的な解消が目指せます

多くの場合、肩こりや腰痛は生活習慣病の一種。知らず知らず、長年に渡って染みついてしまった悪い習慣の結果です。中でも、もっとも影響をもたらすのが「姿勢」です。さきほど、肩こりや腰痛は「痛みを感じる部分ではなく、連動している別の場所に原因がある」と書きましたが、別の言い方をすれば「姿勢が悪いから」というひと言に尽きてしまうのです。

正しい姿勢については別項で解説しますが、何十年も悪い姿勢で過ごしてきた人が、人間が本来あるべき正しい姿勢を取り戻すのは、右利きの人が利き手を左利きに変えるくらい難しいこと。そのことを頭に入れた上で、最初の一歩を踏み出してほしいのです。

私が考案したKAZU式ストレッチは、体の連動を意識したものです。複数の関節を同時に伸ばすストレッチになっていますので、1回につき30秒といった短い時間でも効果が確認できるように組み立てられています。**理想は1時間に1回30秒のストレッチ**。それが難しければ朝昼晩だけでも構いません。体が硬いうちは、痛みを感じる手前の「イタ気持ちいい」レベルで大丈夫。とにかく、**毎日の日課として行うことが重要**なのです。そして、正しい姿勢を取り戻し、人生100年時代に備えようではありませんか。

反響のコメント

施術受けた患者様たちの感想をダイジェストで紹介！

※個人の感想であり、成果や成功を保証するものではありません。

和先生の施術は原因に対するものなので、一時的なものではなく、根本的な改善を感じました。そこが他院とは全く違う点だと思います。A さん（横浜市）

長年の腰痛でお悩みで諦めている方は、一度、和先生に話を聞いてもらうと良いと思います。納得の説明と施術をしてもらえ、結果も出ますので本当におすすめです！

Aさん（さいたま市）

痛みもなくなり、朝起きたときもなんともないです。今は仕事に復帰することができました。Kさん（秦野市）

まだまだ腰痛は改善しないって思っている方は多いと思います。そんな方たちは早く和先生を知ってもらって、一度診てもらってください。原因がわかれば、腰痛は必ず改善します！

Hさん（川崎市）

一時的に痛みを解消するのではなくて、痛みの原因をなくすように施術してくださって、それを自分でも行えるような方法も教えていただけたので、継続的な効果が得られてすごく良かったです。Hさん（川崎市）

今は痛みもなく、自分自身でストレッチをしながらケアできています。Aさん（さいたま市）

指圧や湿布では完治しない腰痛
治療の限界に愕然とした学生時代

私が整体師を志したきっかけは、私自身がケガをし、以来、腰痛に悩まされた実体験があったからからです。

私は、学生時代に柔道をしていました。高校2年生のときです、夏合宿で背負い投げの練習をしている際に腰を痛め、立てなくなってしまったのです。

皆さんは、運動中に体を痛めたら、どのような不安をお持ちになるでしょうか。とりあえず、骨折していないか心配になりますよね。私もそう思い、すぐに病院で診てもらいました。結果は、骨に異常なし。お医者さんからは、

「湿布と薬で様子を見ましょう。できるだけ安静にしていてください」

と言われました。言われたとおり、しばらく練習は休み、痛みが落ち着いたころに練習を再開しました。ところが、またすぐに腰に痛みが出るのです。

その後は、接骨院に行ってマッサージをしてもらったり電気治療を受けたり、整体

院でカイロプラクティック治療を受けたり。確かに、一時的に楽になる場面はありました。しかし、結局は完治に至らず、コルセットをしながら、だましだまし柔道を続けて高校3年生の春を迎えるのです。

高校3年生といえば進路を決める時期ですが、私にはこんな想いが芽生え始めていました。

自分と同じように体の痛みで悩んでいる人の力になれる職業に就きたい。

そして、その思いの裏には、こんな考えもありました。それが、**腰痛に対する治療レベルって、こんなもんなんだ**——というものでした。正直、ショックを受けていたんです。きっと皆さんもそうだと思いますが、不治の病や重い病気ならともかく、体の不調は、お医者さんにかかれば解決するものだという感覚がありますよね。なのに、1年以上もいろいろな治療をしても一向に腰の痛みがなくならない。

このときです、今の腰痛治療は、まだまだ不完全なものと認識し、それならば、自分で勉強してみようと決心したのは。それは自分のためにもなるし、人の助けにもなるはず——私はそう思って、高校卒業後の進路を柔道整復師の専門学校に決めたのです。

進学後は、午前中は学校で勉強し、同時に研修という形で接骨院で働きながら先生に付き、実際の治療現場で勉強させていただきました。そして、柔道整復師の資格を取り、21歳のときに分院長という形で、私は開業することになるのです。

ところが、ここで壁に突き当たります。弟子という立場から先生と呼ばれる立場になったにもかかわらず、目の前の患者さんを、ちっとも良くしてあげられない。一時痛みが和らぐだけの、その場しのぎの治療しかできなかったのです。腰痛で悩んでいる患者さんに対し私は、自身が高校生のときに言われたのと同じセリフしか、言うことができませんでした。

「湿布と薬で様子を見ましょう。できるだけ安静にしていてください」

自分がはがゆく、こんなことでいいのだろうかという不安に苛まれました。それから私は、専門誌を読んだり、セミナーに参加することで色々な施術法、つまり治療の〝テクニック〟を自分なりに勉強して取り入れるように心がけました。すると、その甲斐あってか、テクニックが増えるにしたがって、徐々に結果が出せるようになってきたのです。

しかし、なぜか〝命中率〟が上がりません。なぜか。答えは簡単でした。振り返って考えてみれば、私は覚えたテクニックを患者さんにあてずっぽうに使っていただけで、そこに〝理論〟と呼べるものがひとつもなかったからです。

それから私は、今まで勉強してきた知識、技術を体系的にまとめることはできないだろうかと考え始めました。そんなときに出会ったのが**運動連鎖の考え方**だったのです。

これは専門学校時代に、人間の体の仕組みを知るための「運動学」という講義の中で勉強していました。人間の体は連動しているということは、知識としては知っていたのですが、治療に関する講義では、痛みのある部分を局所的にアプローチする治療方法を教えられるのです。つまり、別々の分野として学んでいたので、運動学と治療法をリンクさせて考えることができていなかったということなのです。

「そうだ、人間の体は連動しているんだった。であるならば、痛みの原因は患部にあるのではなく、連動した別の場所にあるのでは?」

そう思いついたときに、順序立てて考えてみました。痛みが出た患部では、必要以上に動かされることで筋肉が無理をさせられています。それは、本来動かなくてはいけない場所が作用していないからではないかと。

そして、この考え方をベースに置いたときに、自分の中で様々なことがクリアになり、体の痛みというものを理論的に整理することができたのです。

こうして自分なりに組み立てたのが、今の私の治療法です。運動連鎖の理論に基づいた治療を始めて以降は、実際に多くの患者さんに喜んでいただけるようになりました。

そして、私が次に考えたのが「患者さん自身が行える方法はないか」という点でした。なぜなら、痛みの根本的な治療には、習慣の改善が絶対的に必要だったからです。つまり、実際に治療院で施術した後の状態を保ちつつ、体を本来あるべき姿（姿勢）に戻すためには、患者さん自身が行う日常的なケアが欠かせないということです。

しかし、私が施術するときのような、ピンポイントの指圧を自力で施すのは、体重がかけられないために難しい。他にいい方法はないものかと考え、辿り着いたのが、**運動連鎖の考えに基づく〝ストレッチ〟**だったのです。

ストレッチならば自宅でも、勤務先でも行うこと可能です。また、一度に2～3カ所をストレッチできるポーズを取り入れることで、**1回30秒という短い時間でも効果が得られる**ことも、大きな利点であると考えます。

多くの接骨院では、腰痛の患者さんが来院すればマッサージをして、電気を流し、患部を温めて湿布を処方するといった施術を行っています。ですから、私のメソッドは、まだまだ一般的であるとは言えないのかもしれません。しかし、運動連鎖を意識した施術を始めたことで、驚くほど多くの方から感謝の声をいただくようになったのも事実なのです。

これからご紹介するＫＡＺＵ式ストレッチは、私が施術した患者さんに対して、日常的なケア方法として実際に実行していただいているものです。こり固まった筋肉をピンポイントで指圧する方が治療効果が高いのは確かです。しかし重要なのは、筋肉が緩んだ状態を維持することです。即効性は薄いかもしれませんが、ストレッチをきちんと習慣にすることで、きっと効果が現れるはずです。

人間本来の姿勢を取り戻すことで病気知らずの健康な体に！

本書でご紹介するストレッチは、腰痛、肩こり、ひざ痛といった体の痛みを取るのに効果的なものですが、実は、ストレッチの効果はそれだけではありません。

人間、誰しもが長生きしたいと思うもので、近年は医学の進歩も相まって平均寿命が伸び、「人生100年時代」とまでいわれています。しかし、健康寿命はというとどうでしょう。高齢者の多くが体に何かしらの不調を抱えながら生活しており、平均寿命に比例するほど、健康寿命は伸びていないのが現状です。

では、健康寿命を伸ばすためには、なにが必要でしょうか。それはズバリ「**正しい姿勢**」です。そして、本書でご紹介するストレッチはどれも、肩こりや腰痛、ひざ痛を改善することに特化したものであるように見えて、実は人間本来の正しい姿勢を取り戻すためのストレッチです。それを色々な角度から紹介してるのだということを頭に置いていただきたいのです。

前項で肩や腰、ひざの痛みの原因となっているのは、長年の習慣で身についてしまった〝悪い姿勢〟であると書きました。逆に言えば、正しい姿勢を保つことができるようになれば、肩や腰、ひざの痛みは改善され、自然と健康寿命も伸びていくというわけです。

人間の体は、ある部分に痛みが出ると、そこを守ろうとして筋肉がギュッと緊張するようにできています。ですから、肩が痛ければ肩の筋肉が、腰が痛ければ腰の筋肉がこってしまうのです。そして、痛い部分にマッサージをして緊張を解くと、確かに痛みが楽になったような気にはなります。

しかし肝心なのは、**なぜその筋肉が緊張してしまったのかという原因。**つまり、悪い姿勢を改善しなければなりません。**正しい姿勢でいることを妨げている場所のこりを解さなくては、また痛みがぶり返してしまいます。**

そのために、ストレッチが有効なのです。本書のKAZU式ストレッチを習慣づけられれば、病院通いからも解放されることでしょう。そして、正しい姿勢が身につけば、驚くほど不調を感じない体へと変化していくのです。

ストレッチで痛みや疲れ病気とは無縁の体を手に入れる

腰や肩、ひざの痛みに悩まされている方も、日常的にストレッチを行い、良い姿勢を取り戻すことで、徐々にその悩みから解放されていきます。しかし、ストレッチで得られるメリットは、痛みの改善だけではありません。

姿勢が悪いと体のどこかに負担がかかり、その負担をカバーしようと筋肉が緊張し、痛みとなって現れます。ところが、体がまっすぐに立つようになると、体全体が効率よく使えるようになることで、一部に負担がかかるということがなくなり、**疲れない体を維持することができるようになるのです。**

また、良い姿勢を保てている人は、立っていても座っていても見た目が良く、他人にいい印象を与えますし、結果的に**さまざまな病気の予防にもなる**のです。

さらに、習慣的にストレッチを行うことで、体の内側にしっかりとした軸を作ることができます。

近年、エクササイズの用語として「インナーマッスル」という言葉をよく耳にしますね。体の表面に位置する筋肉をアウターマッスル（表層筋）と呼ぶのに対し、インナーマッスルは深層筋と呼ばれ、文字どおり体の深いところに位置する筋肉のことを指し、これが体の軸となるのです。

体にしっかりとした軸ができると転倒しづらくなり、高齢者はもちろん、若い方も**ケガを負うリスクを大幅に軽減することできます。**また、スポーツ選手にとっては、ケガをするリスクが軽減できる上に劇的なパフォーマンスの向上が見込めます。サッカーやラグビー、バスケットなどで、小柄でも成績を残す優秀な選手が、大柄な選手に体当たりをされても容易に倒されないのは、体にしっかりとした軸があるから。インナーマッスルが鍛えられているからです。

そして、**ストレッチの最終的なゴールは、ストレッチをしなくてもいい体にすること。**痛みとも疲れとも無縁の体を作ることです。

「腰痛は治らない、一生付き合わなければならない」というのは勘違いです。腰が痛いからずっと通院し続けるという方がいますが、何回通っても**治らないという人にこそ、このKAZU式ストレッチ**を試してほしいのです。

ぽっこりお腹は万病の元
正しい姿勢が健康の源

肉体労働やデクスワークに関わらず、人は同じ姿勢で過ごす時間が長時間になればなるほど、悪い姿勢が習慣になってしまいます。スマートフォンが普及した現代では、小学生や中学生といった若年層にまで、頭痛や肩こりが浸透しつつあるようです。

そして、悪い姿勢が習慣になってしまうと、逆に正しい姿勢を続けることがつらくなり、疲れてきます。意識せずとも猫背で座っているのが一番楽に感じてしまうため、さらに猫背になるという悪循環が生じてしまうのです。すると、人の体の中ではどんなことが起きるでしょうか。まず、インナーマッスル（深層筋）が弱まることで内蔵が下がり、下腹がぽっこりしてきます。この状態を「内臓《ないぞう》下垂《かすい》」といいます。

内臓下垂が起こると、どうなるでしょう。腸が動きづらくなり、便秘になってしまいます。そして、どんどん**腸内環境が悪くなることで肥満や肌荒れ、冷え性、さら**

には腸閉塞などなど、体のあちらこちらに悪影響となって現れてしまうのです。

さらに女性の場合は、ぽっこりお腹が気になるのもさることながら、腸が下がることで子宮が押しつぶされて動きが悪くなり、月経の乱れや不妊といった症状が出る人も少なくありません。

私の患者さんの中には、ストレッチを習慣づけたことで**便秘が解消された、肌荒れや生理痛が改善された、**という人が多数います。また、姿勢が良くなると呼吸が深くなるため、新陳代謝が良くなり、**ダイエット効果も期待できます。**

まずは自分の姿勢が悪くなっていることを自覚し、ストレッチすることで体の強張りを緩めて本来の体、つまりリセットすることから始めましょう。そして、インナーマッスルを意識しながら体を作って維持していけば、どんどんと健康体へと近づいていくのです。この機会にぜひ「**正しい姿勢は健康の源**」だということを頭に入れておいてください。

最初のうちは写真のお手本通りのポーズができなくても大丈夫!!

本書でご紹介するストレッチには、ヨガの要素を取り入れています。それは、多くのストレッチや体操が単関節の運動を主にしているのに対し、ヨガには体全体を伸ばす動きを主にしているという利点があるのが理由です。また、そのことが、私の考えの基になっている「**体は連動する**」という理論に通じるからです。

しかし、ストレッチを行うことで注意していただきたい点がひとつあります。それは「**無理をしすぎない**」ということです。

ヨガ教室では、体が柔らかい先生のポーズを真似しようとするために、どうしても無理をしてしまいがちです。その結果、かえって腰や肩を痛めてしまうというケースが多々、見受けられます。

それと同じで多くの方は、本書ほか、参考書や参考映像を見ながらストレッチをする際に、モデルさんと同じ姿勢にならなくてはいけないと思ってしまうでしょう。しかし、本書を含め、ほとんどの参考書には体の柔らかいモデルさんが出演しています。
現在、腰や肩に痛みがある肩は、体が硬くなっているために無理にストレッチすると必ず痛みが伴うはずです。ですから、体が硬いうちはモデルさんと同じ体勢になれないかもしれません。

しかし、それでいいのです。最初のうちで肝心なのは、お手本と同じ体勢を取ることよりも、まずは**伸ばしたい場所がきちんと伸びているかということ**。よく「イタ気持ちいい」という表現が使われますが、ストレッチを行う際は、そのくらいの力加減を目安にするといいでしょう。痛いということは、体が傷ついていることを教えてくれているということ。無理をすれば、問題がない部分にダメージが出てしまう場合もあるので、注意が必要です。

そうして、無理のない程度のストレッチを毎日欠かさずに行うことで、**どんなに体が硬い人でも、必ず効果は現れます。**もちろん個人差はありますが、**2週間程度**で少なからず効果が実感できるようになる方が多いようです。ぜひ、諦めずに続けてみてください。

順序・呼吸・タイミングに留意してストレッチを効果的に

前項で「無理をしない」ということをお伝えしましたが、ストレッチの効果をより高めるために、知っておいていただきたいポイントが、さらに3つあります。それは**①順序　②呼吸　③ストレッチをするタイミング**です。ひとつずつ説明していきましょう。

まず①の「順序」ですが、これは、ポーズを取るための段階を示す順序のことです。本書でご紹介するストレッチは単関節のストレッチではなく、複数の関節を連動させて、体を的確かつ効果的に伸ばせるように組み立ててあります。そのため、体を伸ばす一連の動作を、**写真で示す順番通りに実行**していただく必要があるのです。

次に②の「呼吸」です。ストレッチをする際、気がつくと息を止めているという方が少なくありません。呼吸は筋肉の緊張を解くために必要不可欠。ぜひ、効果的な呼吸法を覚えてください。

ポイントは、**吸うことよりも息を吐くことを意識すること。**口をとがらせて「ふ〜」と吐くのでなく、長めのため息をつくときのように、ゆっくり「はぁ〜」と息を吐いてみてください。「ふ〜」と吐くときより「はぁ〜」と吐くときの方が、体全身の力が抜けているのがわかるはずです。

ストレッチの効果を高める3つのポイント

POINT ▸ 01

順序

順番どおりに行う

POINT ▸ 02

呼吸

息を吐くことを意識する

POINT ▸ 03

タイミング

体が温まっているときがいい!

ストレッチの効果を高めるコツ

このときの状態は、水を含んだスポンジをしぼった状態に似ています。すると息を吸う際も、スポンジが水を吸い込むように勝手に空気が入ってきます。これがストレッチに適した呼吸法なのです。

最後に③のストレッチをするタイミングです。余計な緊張がない状態で行うという意味では、体が冷えた状態よりも、お風呂あがりなど**体が温まっている状態でストレッチをする方が効果は高まります。**また、起床、就寝時も体が硬くなっているので、効果を発揮するという意味では、朝晩は必ずやっていただく方がいいでしょう。仕事の合間をぬって、日中にも数回行うとより効果的です。1分、2分と長い時間行うよりも、30秒のストレッチをこまめに行えばいいと思えば、苦にならず習慣づけることができるのではないでしょうか。

第2章

体の痛みをチェックする

この章では、体のどこが痛むかチェックする8つの方法をご紹介していきます。病院いらずの体を手に入れるためには、まず自分自身で体の状態をチェックし、痛みの原因を突き止めることがとても重要です。では始めましょう！

自分の体の状態を知るためにチェックをしてみましょう

さて、ここまでは私の考案したKAZU式ストレッチの概要をご紹介させていただきました。この後、具体的なストレッチの方法を写真と文章で説明していくわけですが、その前に、ぜひともやっていただきたいことがあります。それは現在の、あなたの**体の痛みのチェック**です。

「先生、肩が痛くて仕方がありません。なんとかなりませんか？」

と言って私の整体院にやってくる患者さん。しかし、よくよく話を聞いて診療させていただくと、肩だけでなく腰の具合も良くない。そんなことが多々あるのです。

あなたが**痛いと感じているのは、本当に肩だけですか？** それをこの機会に、ぜひともチェックしていただきたいのです。そして、体のどの部分からＳＯＳが発せられているのか、さらに、**その痛みの原因はなんなのか**、それを考えてみてほしいのです。

私は、患者さん自らが、痛みの原因を考えることはとても重要なことだと考えています。なぜなら、腰痛も肩こりも、完全に治すことができるのは、整体師でも、鍼灸師でもなく、患者さん自身だからです。

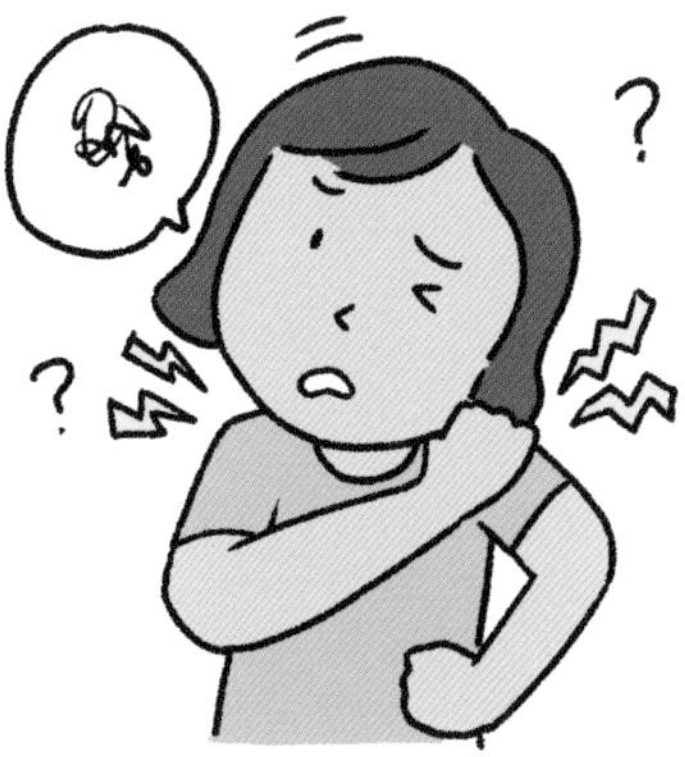

痛いと感じているのは、本当に肩だけですか？

確かに、病院でマッサージや指圧治療を受け、湿布を貼って安静にしていれば、痛みは楽になるかもしれません。打撲や捻挫なら、先生の言うことさえ聞いていればそのうちに完治しますが、慢性的な肩こりや腰痛に限っては、しばらくすると必ず痛みがぶり返してきます。

なぜでしょう。それは痛みの原因が、患者さん自身の生活習慣にあるからです。ですから本気で肩こり、腰痛を治したいと思ったら、痛みの原因を作っている習慣を特定し、その習慣を断ち切る決断をしなければなりません。

今、慢性的な肩こりや腰痛に悩まされてる人が見直さなければならない習慣は「姿勢」です。私の整体院にいらした患者さんに、私はいつもはっきりとこうお伝えすることにしています。

「あなた自身が考え方を変えないと、腰痛は絶対に治りませんよ」

それを聞いて専門家なのに治療を放棄するのかと、内心で嫌な思いをしている患者さんもいらっしゃると思います。しかし、患者さん自身が自分の姿勢の悪さを認識し、自ら努力することでしか完治は見込めないのですから仕方がありません。

私の使命は**「患者さんが通院しなくても、いい状態が保てる体にしてあげること」**

だと思っています。体のチェックに話を戻しますが、病院いらずの体を手に入れるためにも、**体の状態をご自身でチェックすることが大事**だと言いたいのです。

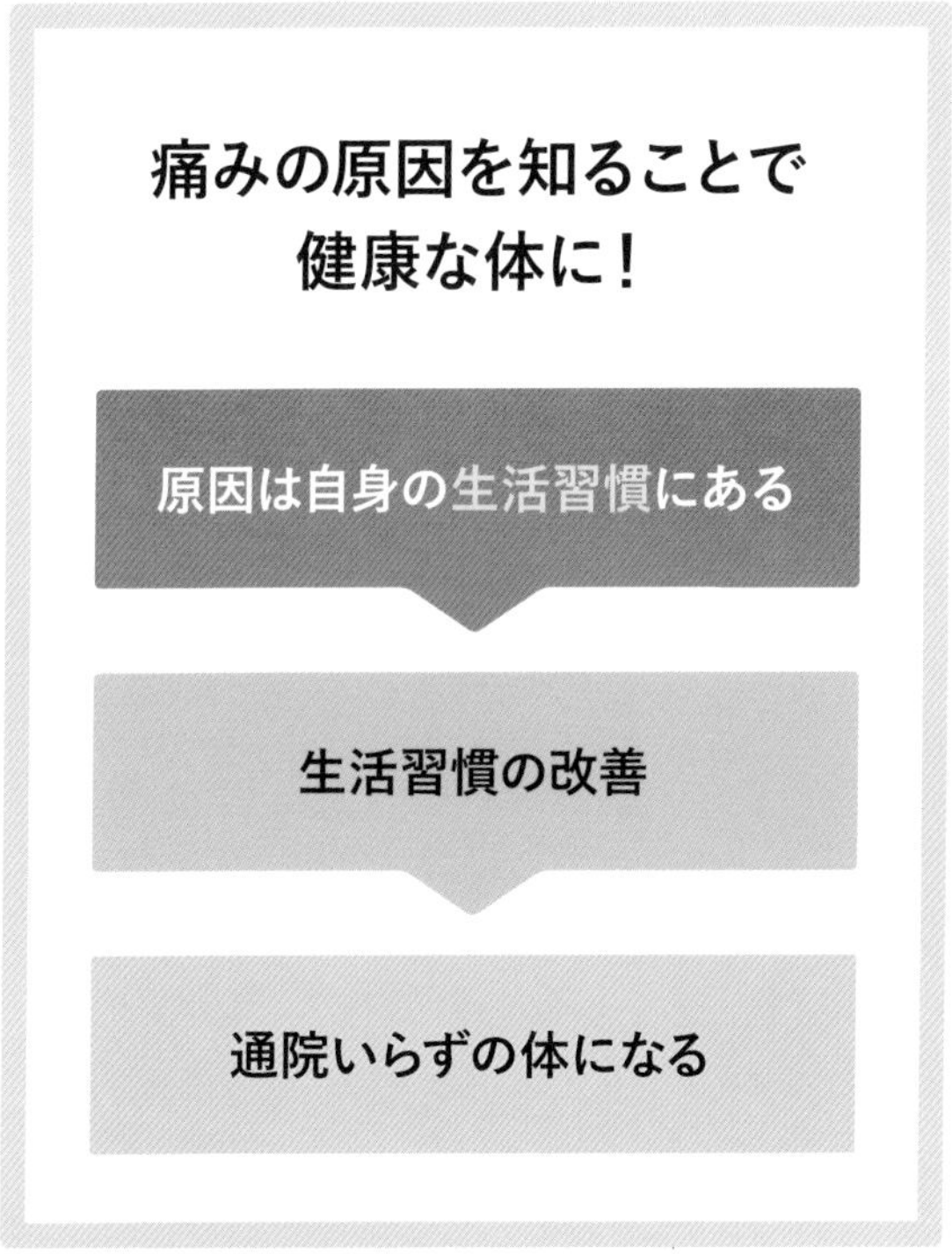
痛みの原因を知ることで
健康な体に！
原因は自身の生活習慣にある
生活習慣の改善
通院いらずの体になる

生活習慣を見直すことが健康の第一歩

第3章からご紹介するストレッチをすると、痛みは徐々に改善されるはずです。ところが、習慣というのは恐ろしいもので、油断するとすぐ、また元に戻ってしまうのです。ですから、この2、3日に1度でも1週間に1度でも、定期的に体をチェックしてほしいのです。チェックをしていると、

「前は痛かったのに、全く痛みを感じないようになったな」

といった発見があるはず。こうなれば、ストレッチを行うモチベーションにもつながるはずです。また、

「あ、今まで痛くなかったところに痛みがあるぞ」

と新たな問題点の早期発見も可能です。痛みが軽いうちなら、短期間のストレッチで解消することもあるでしょう。

この章では、腰、肩、首の痛みをチェックする8種の方法をご紹介します。まずはご自身の痛みを感じる場所がどこなのかを把握し、第3章のストレッチをした後に効果の有無を確かめてみましょう。そのようにして、ご自身の体と対話をしながら、正しい姿勢を習慣づけていきましょう。

腰のチェック① 突っ張る痛み

両足を揃えて立ち、ひざを伸ばした状態で前屈みになり、両手を下げます。このとき、腰や太ももの裏に突っ張るような痛みがないかチェックしましょう。

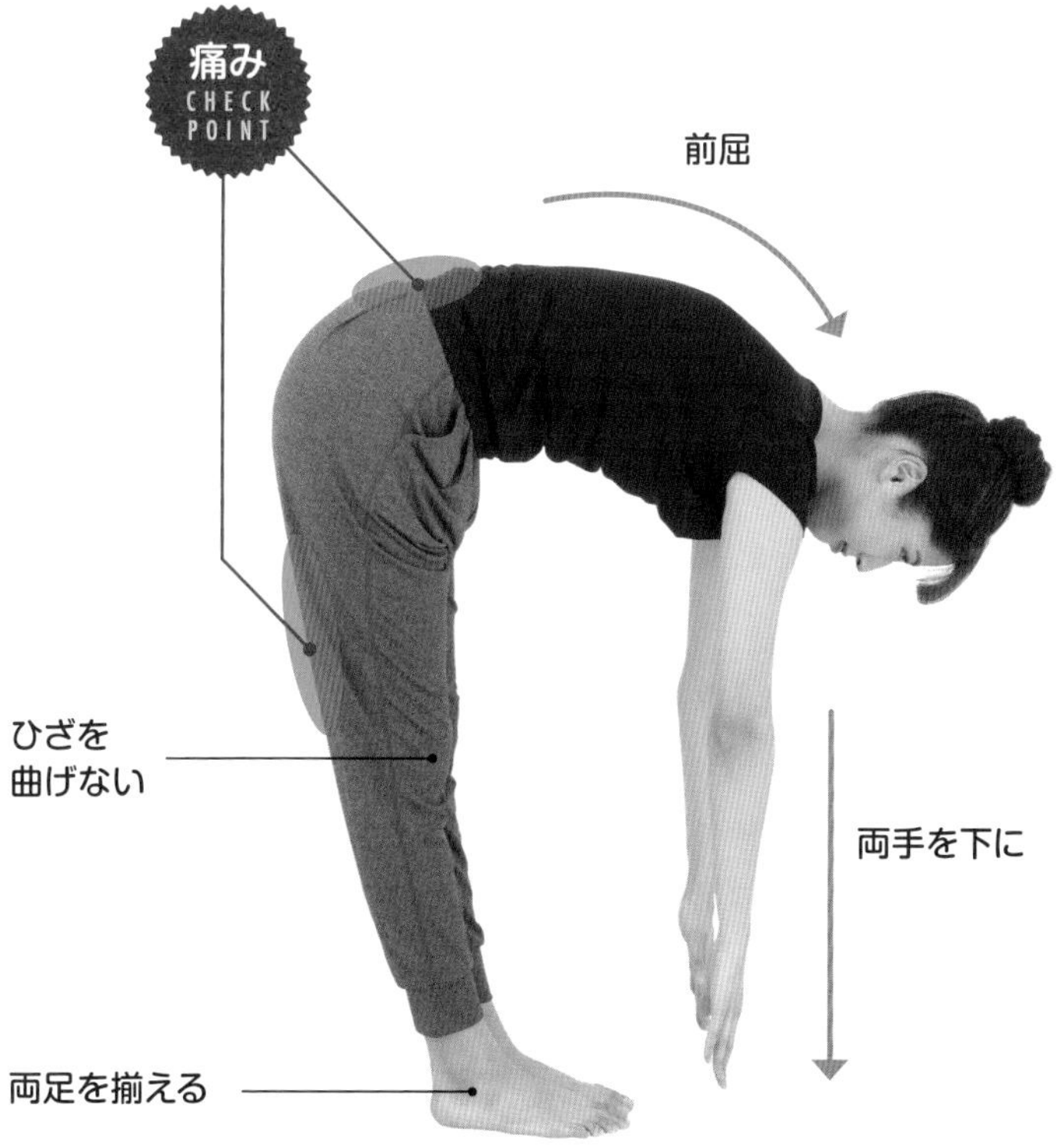
痛み
CHECK
POINT
前屈
ひざを
曲げない
両手を下に
両足を揃える

腰が痛い人は、腰が動き過ぎてしまっています。ぎっくり腰などは、動き過ぎた結果、捻挫している状態と考えてください。腰の周りの筋肉がぎゅっと緊張して、捻挫した場所を固めようとするので、腰がこるのです。

腰のチェック② 詰まる痛み

腰と股関節のコンビネーションが正常に働いているかをチェックします。手を前に出してアゴを引き、お腹を前に出すイメージで後ろに反ってみましょう。

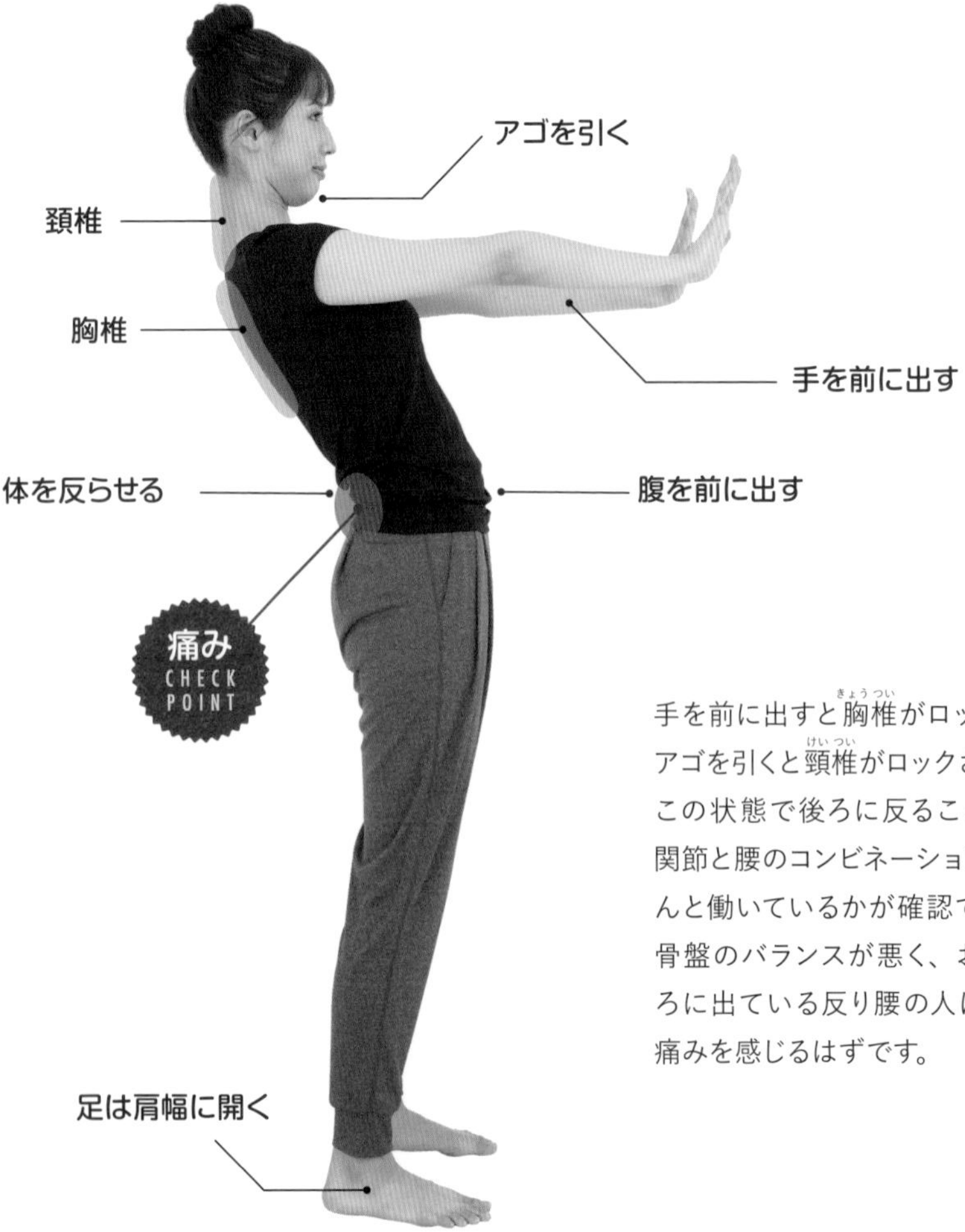
アゴを引く
頸椎
胸椎
手を前に出す
体を反らせる
腹を前に出す
痛み
CHECK
POINT
足は肩幅に開く

手を前に出すと胸椎《きょうつい》がロックされ、アゴを引くと頸椎《けいつい》がロックされます。この状態で後ろに反ることで、股関節と腰のコンビネーションがきちんと働いているかが確認できます。骨盤のバランスが悪く、お尻が後ろに出ている反り腰の人は、腰に痛みを感じるはずです。

腰のチェック③ 側面の突っ張る痛み

腰側面の突っ張る痛みをチェックします。両足を肩幅くらいに開き、まっすぐに立った状態から、前屈みにならないよう意識しながら、体を左右に倒してみましょう。

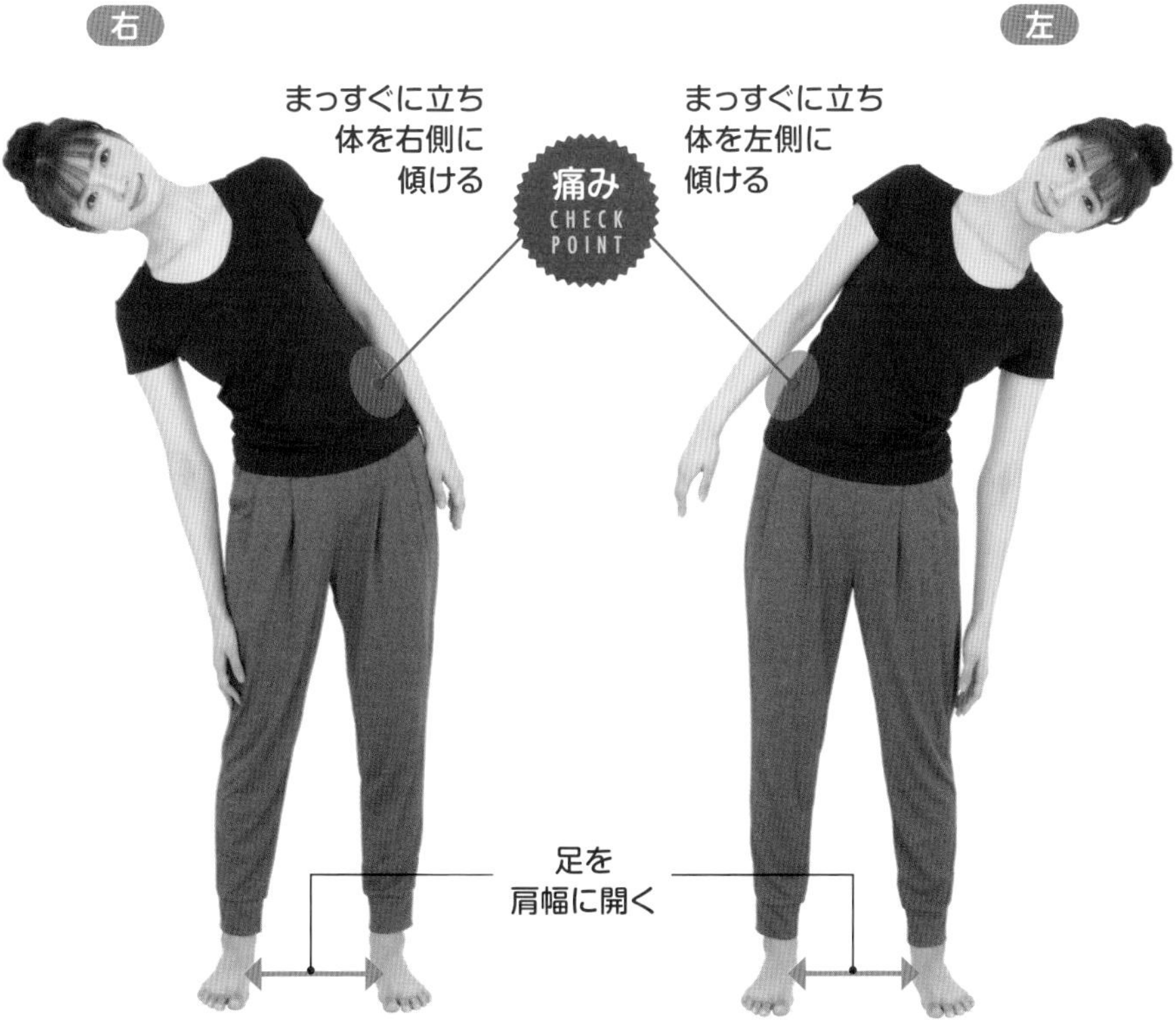
右
左
まっすぐに立ち
体を右側に
傾ける
痛み
CHECK POINT
まっすぐに立ち
体を左側に
傾ける
足を
肩幅に開く

左右どちらかに、より突っ張る感じがあるはずです。これは、股関節の動きが悪いからです。股関節の動きが悪い分、腰の筋肉が動き過ぎてしまうため、緊張しているのです。正常な股関節の動きは、体を右に倒すときは股関節が左に、体を左に倒すときは股関節が右にスライドするイメージです。

CHECK

1 2 3 4 5 6 7 8

腰のチェック④ 側面の詰まる痛み

腰回りの詰まる痛みをチェックします。まっすぐに立った状態から、両肘を肩まで上げ、体を左右どちらかにひねります。ひねった状態から、後ろに上体を反らします。同様に反対側も行います。

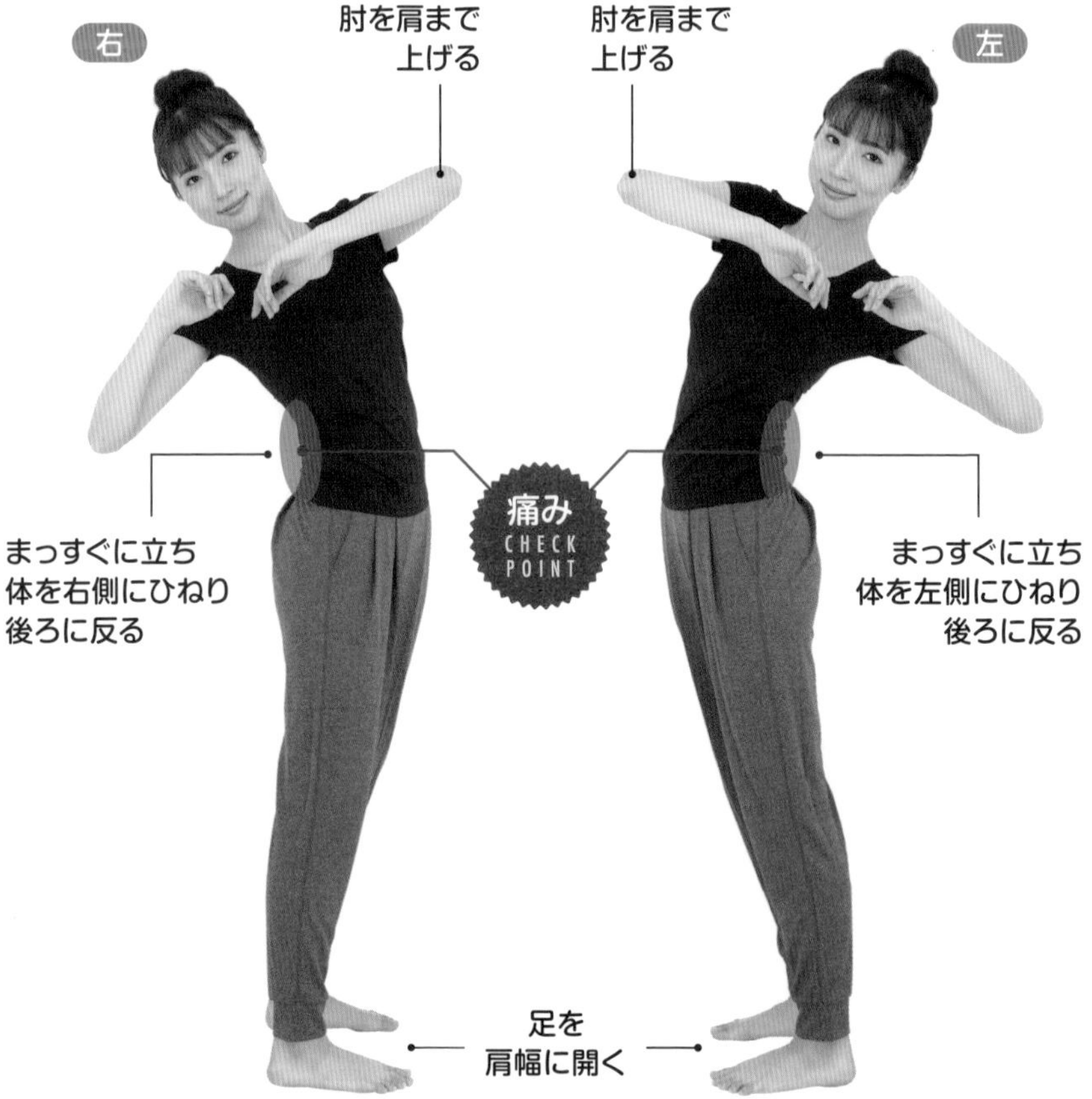

右
肘を肩まで
上げる
肘を肩まで
上げる
左
まっすぐに立ち
体を右側にひねり
後ろに反る
痛み
CHECK
POINT
まっすぐに立ち
体を左側にひねり
後ろに反る
足を
肩幅に開く

腰の左右どちらかに、より詰まる（圧迫される）感じがあるはずです。これは、骨盤のバランスが崩れ、痛みを感じる側の股関節が動かなくなっている証拠です。

腰のチェック⑤ 体の歪みを判別

左手を斜め上方向に上げて手の平が上にくるように手首を外側にひねり、右手を斜めに下げて手首を内側にひねります。その状態でお尻を右側に移動させます。同様に反対側も行い、どちらが痛みを伴うか判別します。

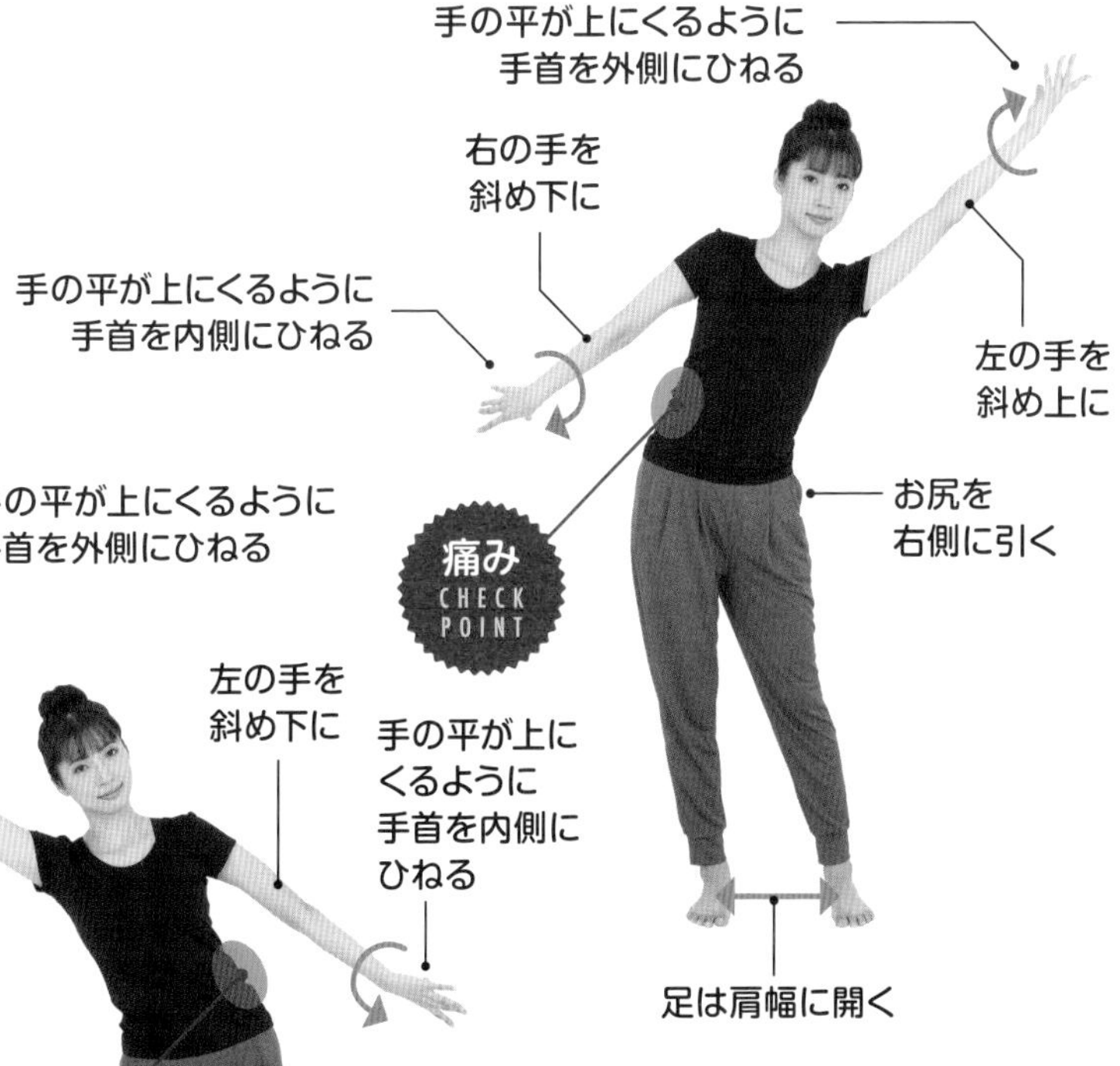
手の平が上にくるように
手首を外側にひねる
右の手を
斜め下に
手の平が上にくるように
手首を内側にひねる
左の手を
斜め上に
お尻を
右側に引く
痛み
CHECK
POINT
足は肩幅に開く

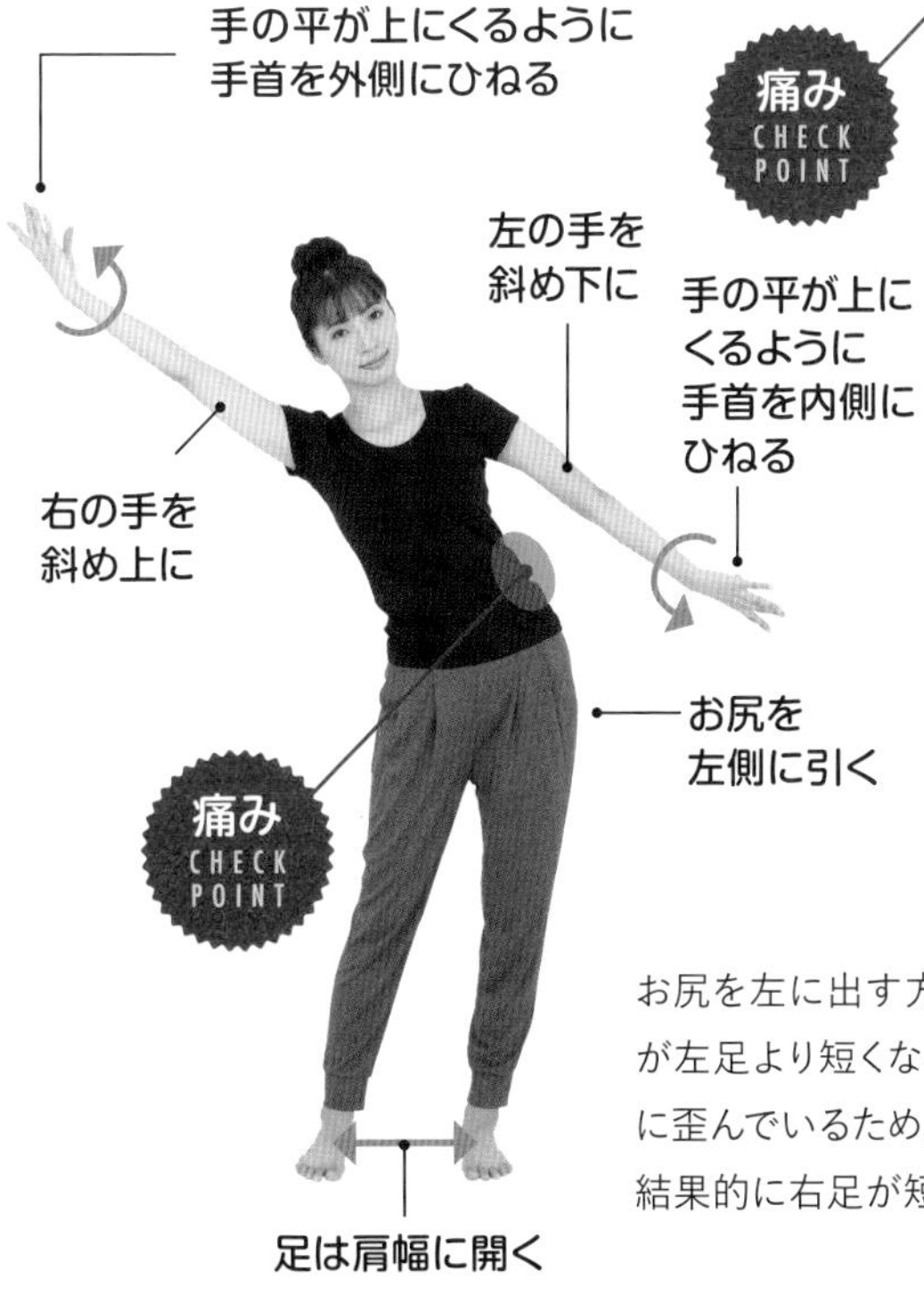
手の平が上にくるように
手首を外側にひねる
左の手を
斜め下に
手の平が上に
くるように
手首を内側に
ひねる
右の手を
斜め上に
お尻を
左側に引く
痛み
CHECK
POINT
足は肩幅に開く

お尻を左に出す方がつらい方は右短下肢。右足が左足より短くなっている状態。骨盤が右上がりに歪んでいるため、右の大腿骨が上に引き上がり、結果的に右足が短くなっているのです。

肩・首のチェック① 頭を前後に倒す

頭が前後に動く際に、突っ張る痛み、詰まる痛みがないかをチェックします。まっすぐに立った状態で、上半身は動かないよう、頭だけをゆっくり前後に動かします

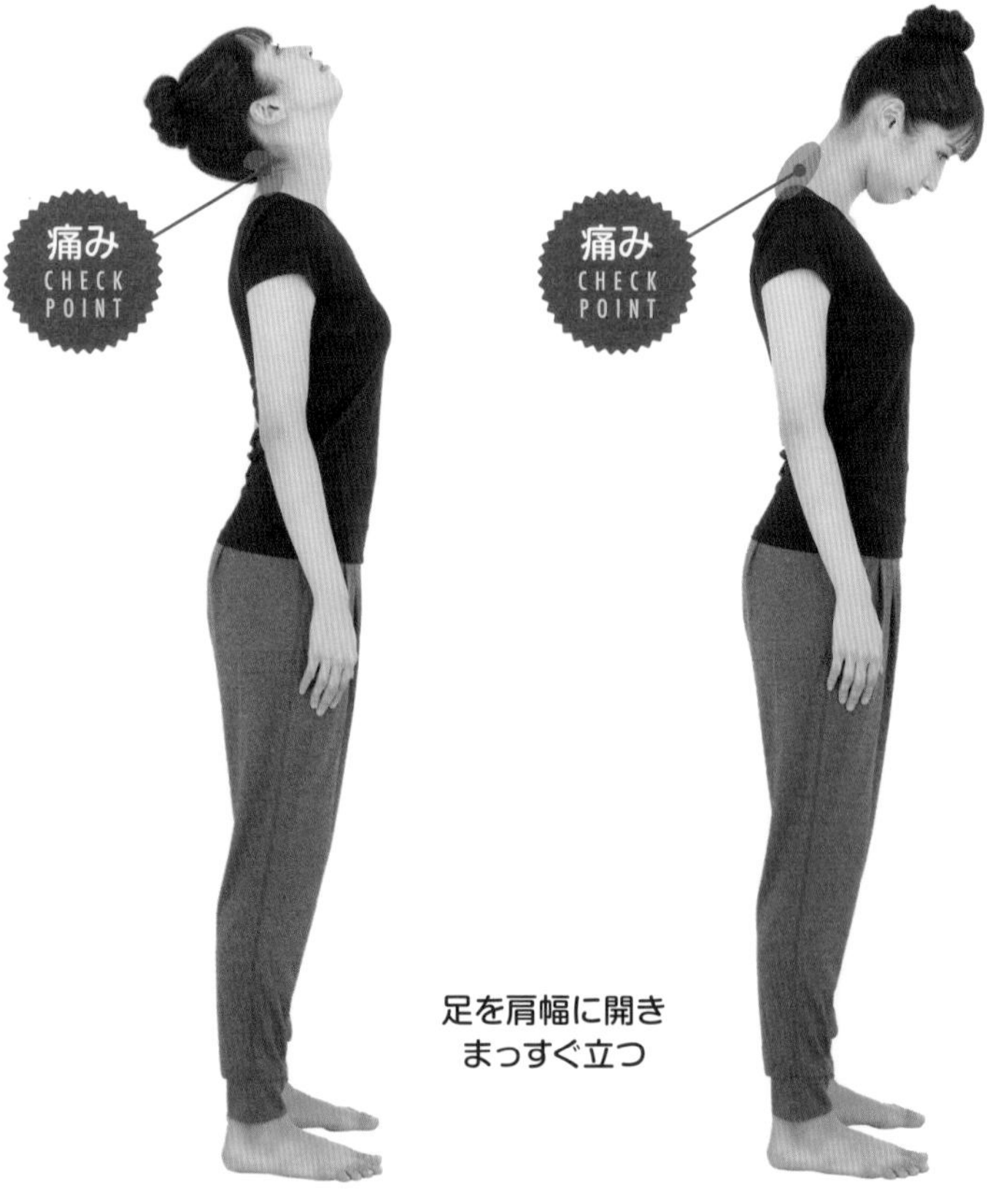
首を後ろに倒す
首を前に倒す
痛み
CHECK POINT
痛み
CHECK POINT
足を肩幅に開き
まっすぐ立つ

頭を前に倒したときに首に感じる痛みは突っ張る痛み。頭を後ろに倒したときに感じる痛みは詰まる痛みです。

肩・首のチェック② 頭を左右に倒す

右ページでチェックした、頭を前に倒したときに感じる突っ張る痛みの左右差を判別します。上半身が動かないように、まっすぐに立ち、頭だけをゆっくり左右に傾けます。

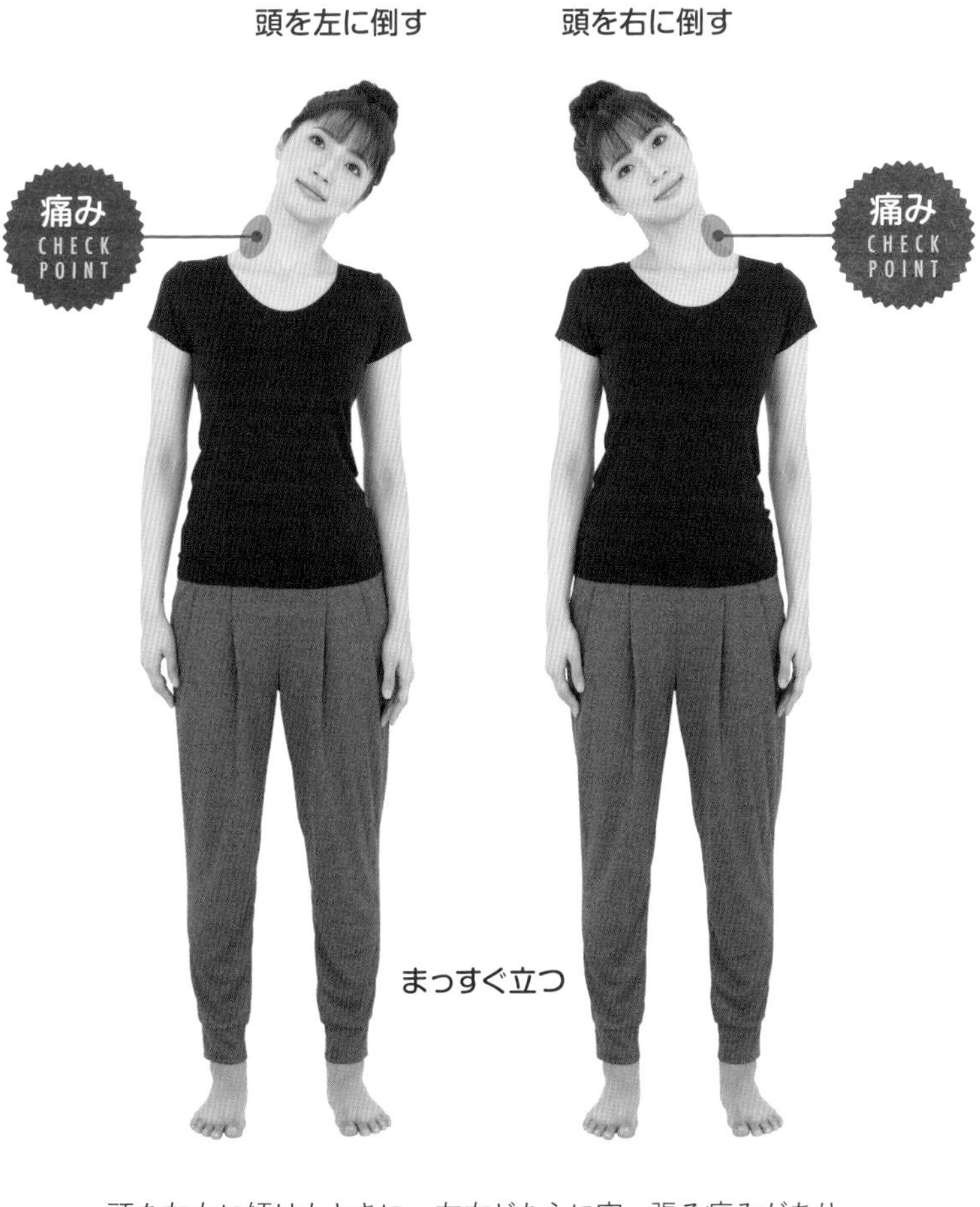
頭を左に倒す
頭を右に倒す
痛み
CHECK POINT
痛み
CHECK POINT
まっすぐ立つ

頭を左右に傾けたときに、左右どちらに突っ張る痛みがあり、どちらに詰まる痛みがあるのかをチェックします。

肩・首のチェック③ 首の回旋の動き

同じく42ページでチェックした、頭を後ろに倒したときに感じる詰まる痛みの左右差を判別します。まっすぐ立った状態で左を向き、さらに斜め上を向きます。右側もチェックします。

右斜め上を向く
左斜め上を向く
痛み
CHECK POINT
痛み
CHECK POINT
まっすぐ立つ

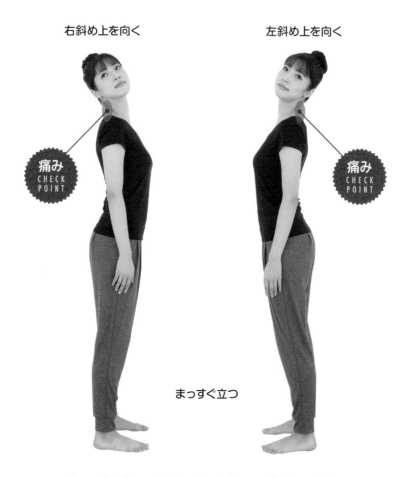

右斜め上を向いたときと、左斜め上の向いたとき、どちらに詰まる痛みを感じるかチェックします。

第3章

腰・肩の痛みを解消するストレッチ

この章ではいよいよ、腰痛、肩こりを解消するストレッチをご紹介していきます。ストレッチは、無理のない程度で毎日続けることが重要です。習慣づけることができれば、つらい腰痛や肩こりから解放されるはずです。

こんな原因で肩と腰は痛くなる!?

男女問わず、多くの方がその痛みに悩まされ、もはや「国民病」とも言えるのが肩こり、腰痛です。精神性のストレスや内臓疾患に起因する場合を除き、**肩・腰に痛みが生じる原因の多くは「姿勢」**にあると、私は考えています。高齢者でも、いい姿勢を保てている人に肩こり、腰痛を訴える人は数少なく、逆に若い世代でも、肩こり、腰痛に悩まされて病院を訪れる人は総じて姿勢が悪いのです。

腰痛の原因からご説明しましょう。腰が90度近くも曲がったお年寄りの姿を想像してください。腰が曲がって元に戻らないのは、骨盤が前方向に倒れるようにねじれた状態で、周囲の筋肉が固まってしまうからです。そのため、前を見ようとすると腰の

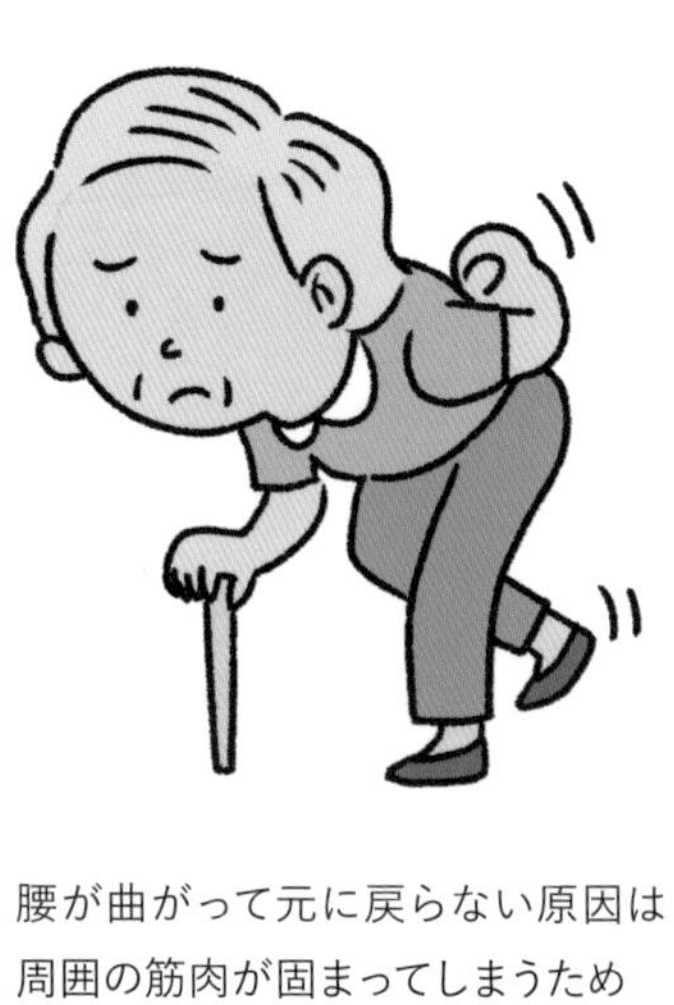

腰が曲がって元に戻らない原因は
周囲の筋肉が固まってしまうため

筋肉を使って体を起こさなければなりません。本来なら使わなくていい腰の筋肉を酷使することで、痛みが生じてしまうのです。

これは極端な例ですが、腰に痛みがある人は、度合いの差こそあれ、体の中で同じ現象が起きています。ぎっくり腰などは、腰が必要以上の動きを強いられた揚げ句に捻挫した状態だといえるのです。

改善策は、**骨盤の歪みをなくして正しく立たせる**こと、すなわち、骨盤が立つのを妨害している、周囲でこり固まったの筋肉を緩めるためのストレッチを行うことです。

腰が曲がった状態は、お尻が後ろに出ている状態——つまり、体の重心が後ろにずれすぎている状態です。この重心を前に戻せば、骨盤が立ち、バランスよく腰が乗ります。すると骨盤と腰のコンビネーションが正常に働き、腰の筋肉を過度に使わなくて済むようになるため、腰痛は改善するのです。

放っておくと、ヘルニアや脊柱管狭窄症《せきちゅうかんきょうさくしょう》になってしまいかねない腰の痛み。骨盤を本来の位置に戻すためには、本書でご紹介するストレッチを習慣的に行う必要があります。三日坊主では意味がありませんので、ぜひ根気強く続けてください。

肩こりの人は、背中にある平たい三角形の骨、肩甲骨が動きづらくなっている

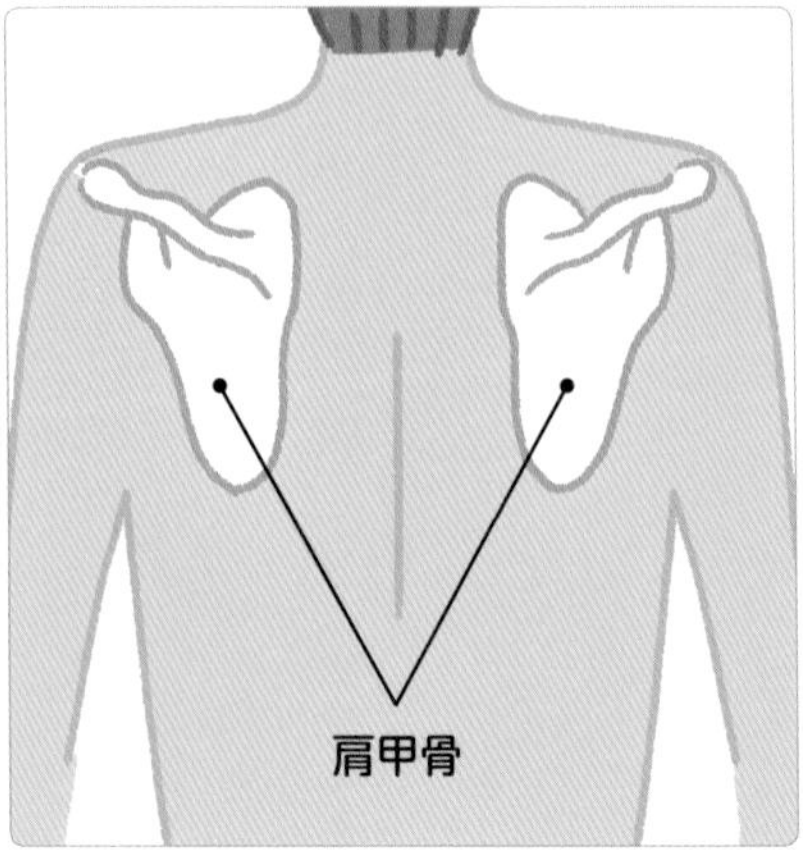

肩こりについて説明しましょう。ここで注目すべきは肩甲骨《けんこうこつ》です。手を上げるとき、肩関節だけでなく肩甲骨が動きます。肩が上がると肩甲骨は下がります。本来は、このように連動して動いているわけです。

しかし肩こりの人は、この肩甲骨が上がったまま動きづらくなっています。すると、肩甲骨の代わりに肩関節が過度の動きを強いられるため、肩周辺の筋肉が緊張したり、体の中の腱、関節の間にある軟骨が挟まることで痛みが出てしまうのです。

では、肩甲骨が下に行く動きを邪魔しているのはどこでしょうか。それは、肩甲骨を上げるために使われる、胸とわきの筋肉です。肩こりの改善策としては、まずはこの**胸とわきの筋肉を緩めるストレッチ（58ページ～）をすることです。**

胸とわきの筋肉が緩んだら、今度は胸とわきの筋肉を緊張させている原因がどこかにあるのでは？　と思う方がいらっしゃるかもしれませんね。そのとおり、前腕の筋肉に原因があるのです。

私たちは手を使って何かをするとき、パソコンを操作するとき、書くとき、料理をするときなど、多くのケースで手を内側にひねる動作をしながら動かしています。そして、手を内側にひねるために使われるのが、前腕の筋肉なのですが、なにしろ出番が多いため、酷使しすぎてこり固まっています。その代わりとして胸やわきの筋肉が使われてしまうため、結果的に肩甲骨の動きを妨げてしまうというわけです。

改善策としては、胸、わき、前腕、この3カ所を、ストレッチ（58ページ～）によって緩めてあげることです。痛みを伴う場合もあるので、最初から無理をする必要はありませんが、がんばり過ぎない程度で毎日続けることが重要です。習慣づけることができれば、きっと痛みから解放されるはずです。

▶▶▶ 左右30秒 | 3セット

壁ドン・ストレッチで腹《ふく》斜《しゃ》筋《きん》を緩めて腰痛改善

軽度の腰痛の方向けのストレッチ。骨盤が歪む原因となる腹斜筋の緊張を緩めることで、体の左右バランスを整えます。

STEP 1 壁に手をつき両脚を前後に開く

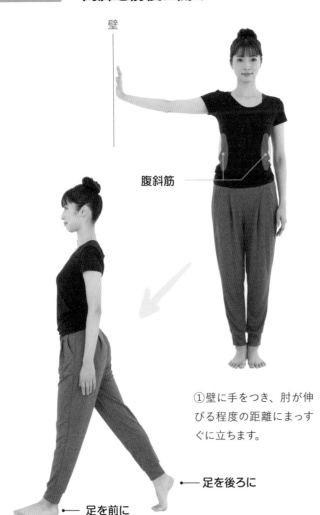

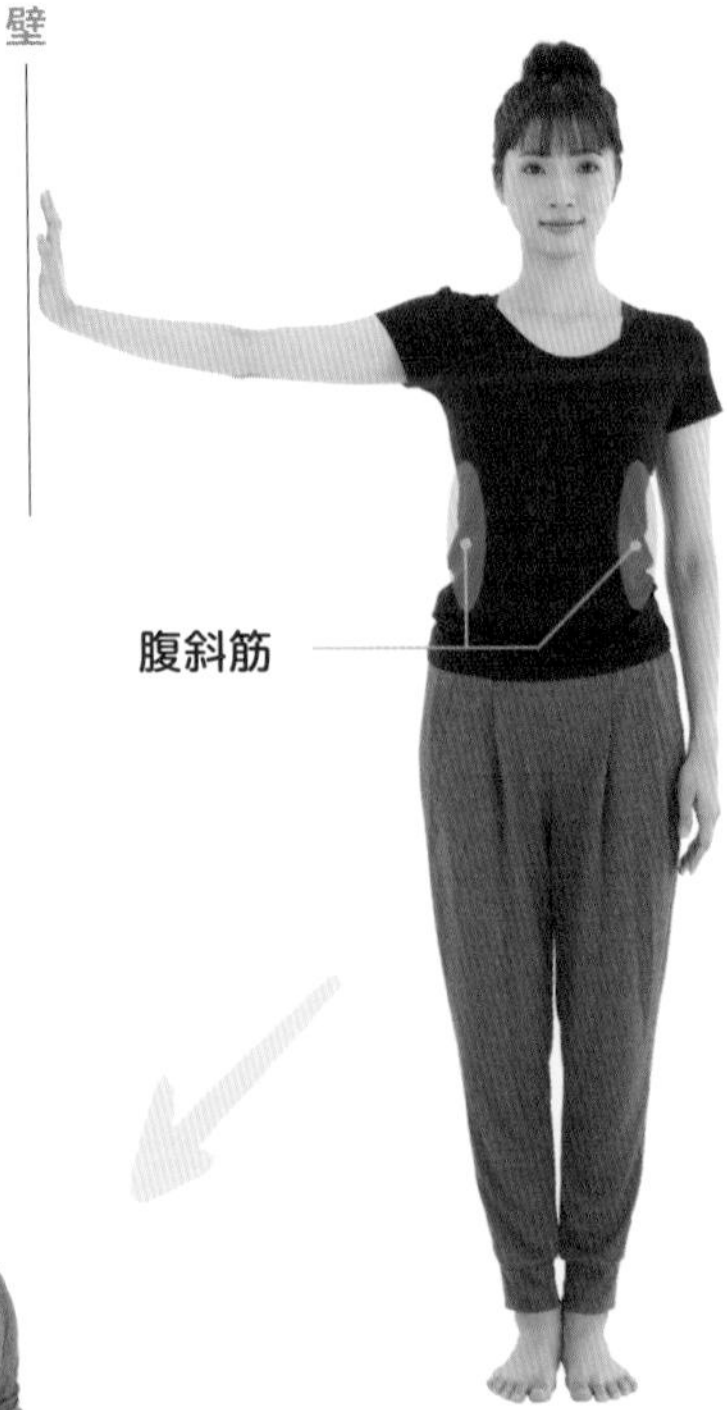

①壁に手をつき、肘が伸びる程度の距離にまっすぐに立ちます。

②壁に手をついた状態で壁側の足を後ろに、外側の足を前に出します。後ろに引いた足のかかとは上がっていてOKです。

STEP 2 頭が下がらないよう注意しながら骨盤を壁に寄せ、首をひねる

③壁についた手の肘をまっすぐ伸ばしたまま、腹斜筋が伸びるのを意識しながら**骨盤をゆっくり壁に寄せていきます**。このとき、頭が下がらないよう注意しましょう。

壁
ストレッチ POINT
骨盤を
壁に寄せる

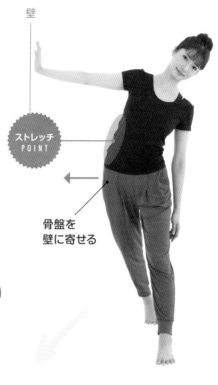

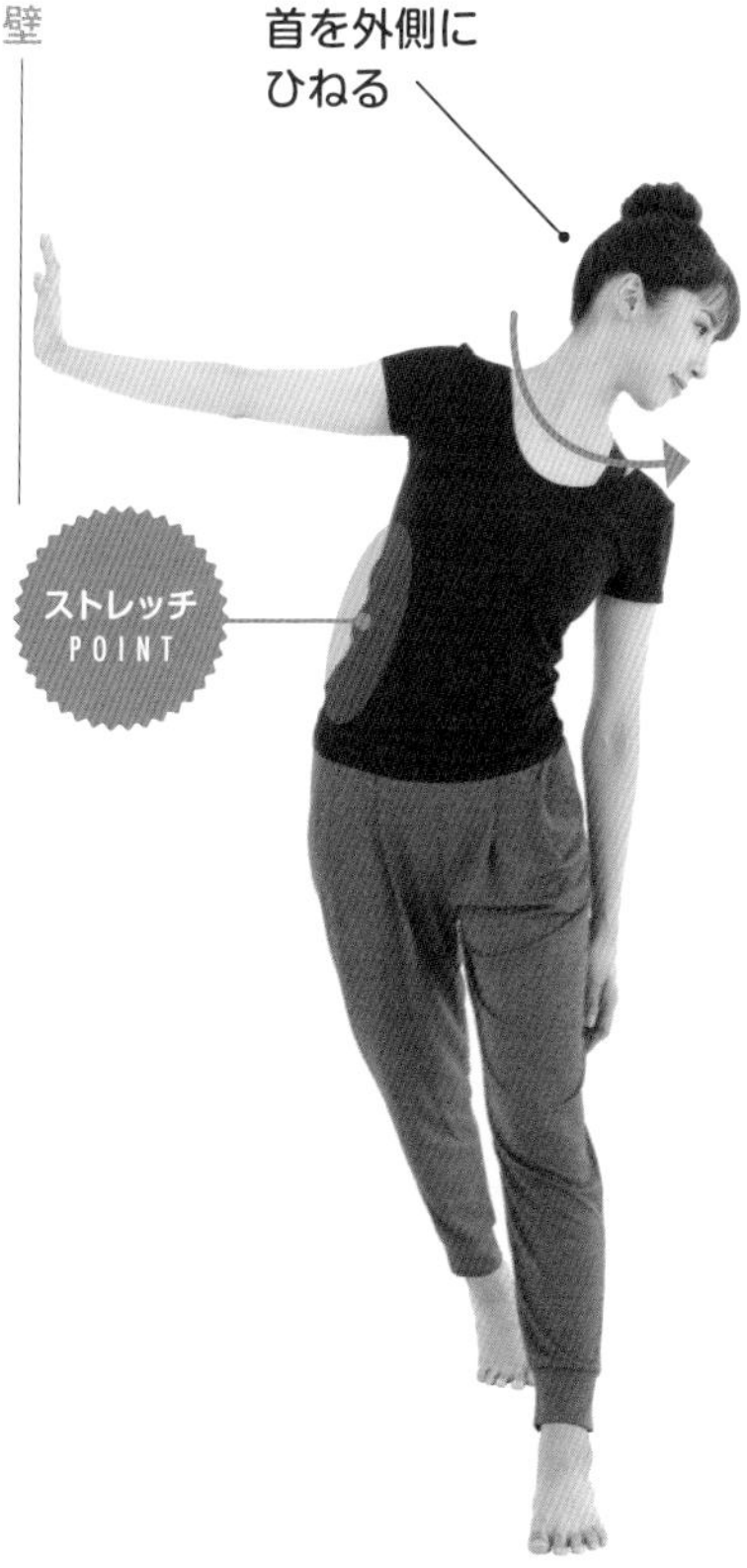
壁
首を外側に
ひねる
ストレッチ POINT

④骨盤を壁に寄せた体勢を保ちしながら、**首を壁の反対方向にひねります**。さらに腹斜筋が伸びているのを感じながら30秒間キープ。終わったら同じストレッチを行います。腹斜筋が緩んだら、41ページのポーズでチェックしてみましょう。ストレッチする前より、楽に体が傾けられるようになっているはずです。同様に反対側も行います。

イスを使ったストレッチで大腿《だいたい》四頭筋《しとうきん》を緩める

腰痛で背中を反る動作がつらいなら、骨盤からひざにかけての筋肉、大腿四頭筋が硬い状態です。そこを緩めてみましょう。

STEP 1 イスに座って片足を上に上げ両手を後ろにつき、体を反らす

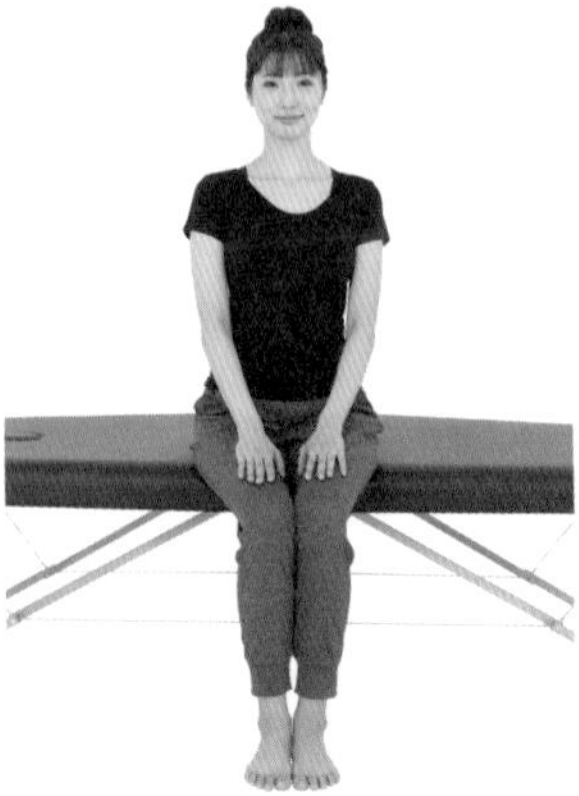

①イスに座り、頭が上に引っ張られるイメージで**背筋をまっすぐに伸ばします。**

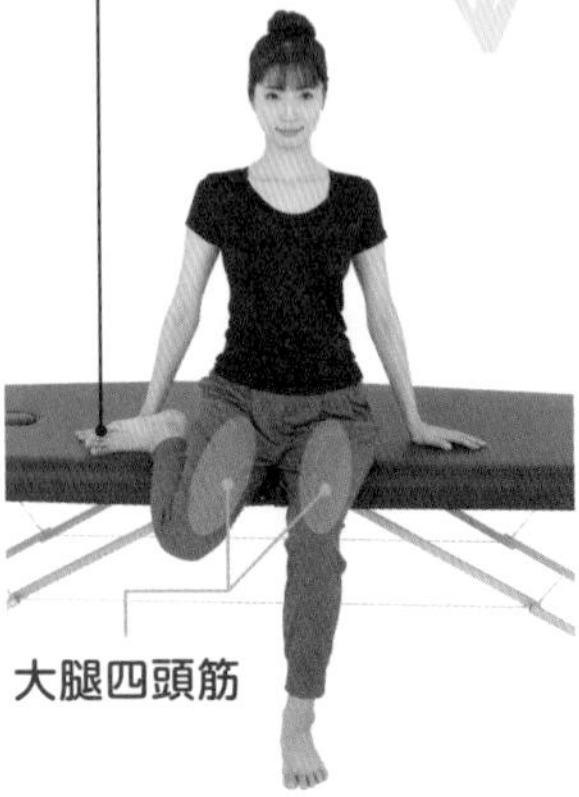
つま先は外側
大腿四頭筋

②まっすぐな姿勢のまま右足をイスの上に置きます。ことのとき、つま先は外に向いていることを確認しましょう。

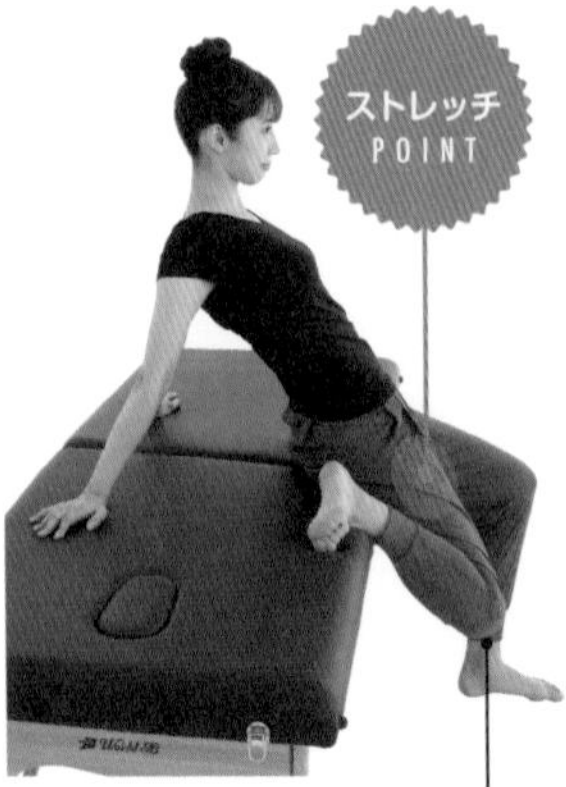
ストレッチ
POINT
ひざを下げる

③**両手を後ろにつき、ゆっくりと体を後ろに反らします。**同時に、右ひざをグ〜ッと下方向に伸ばし、大腿四頭筋が伸びているのを意識しながら30秒間キープ。同様に反対側も行います。

STEP 2

片足上げで上体をひねり さらに大腿四頭筋を伸ばす

右ページのストレッチが物足りない方は、右足をイスの上に上げた状態から、両手を左側について体をひねり、右ひざを下げて大腿四頭筋を伸ばし30秒間キープ。同様に反対側も行います。

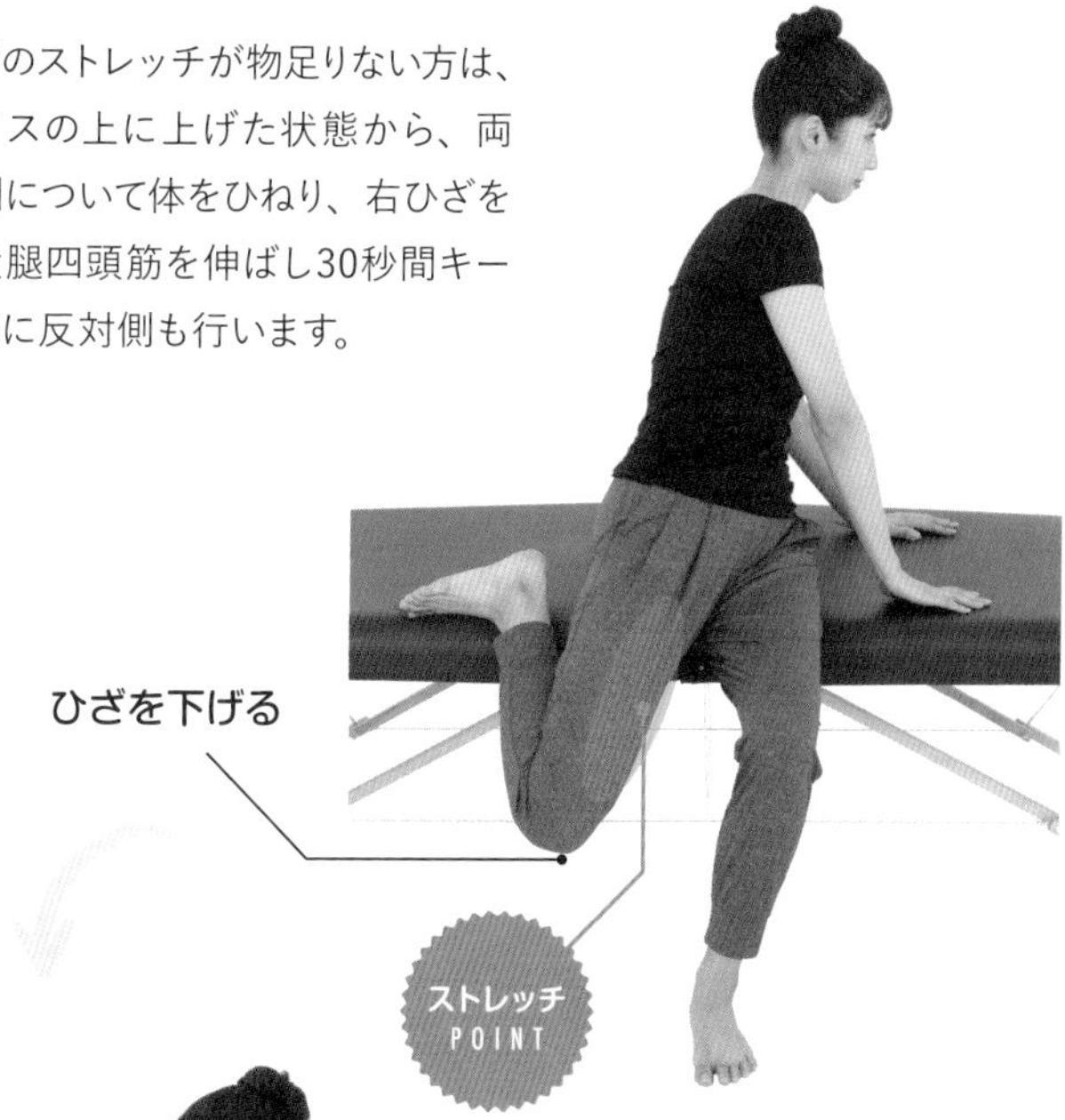
ひざを下げる
ストレッチ
POINT

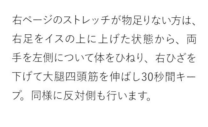

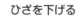

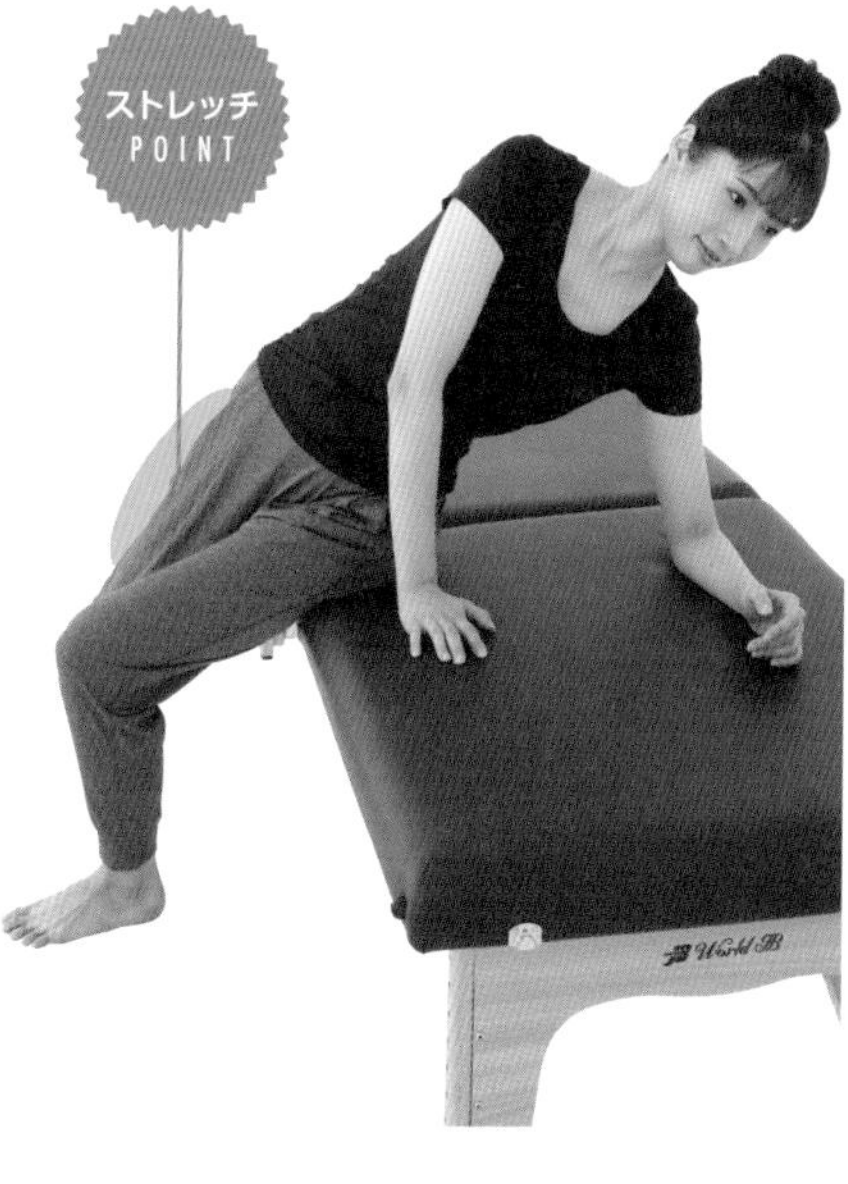
ストレッチ
POINT

まだ物足りないと感じる方は、上と同じ状態から、左肘を曲げてイスにつき、さらに上半身にひねりを加え、ひざを下方向に伸ばした状態で30秒間キープ。同様に反対側も行います。

お尻部分のストレッチ 緊張した大《だい》殿《でん》筋《きん》を緩める

骨盤の前方向の大腿四頭筋が緩んだら、次はお尻部分の大殿筋。これを緩めることで骨盤が本来の動きを取り戻します。

STEP 1 背筋を伸ばしてイスに座り 片足のかかとを逆足の太ももに

①イスに座り、頭が上に引っ張られるイメージで背筋をまっすぐに伸ばします。

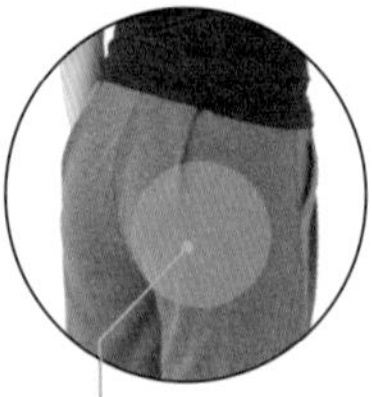

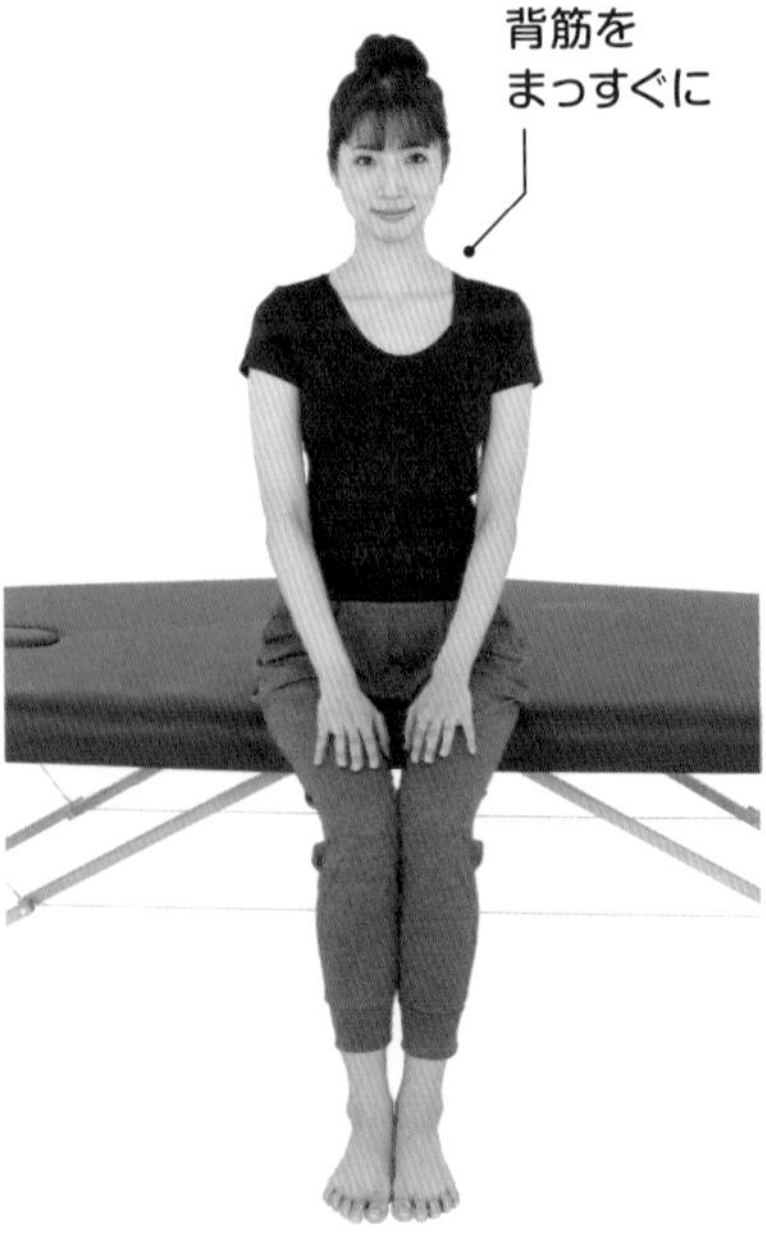

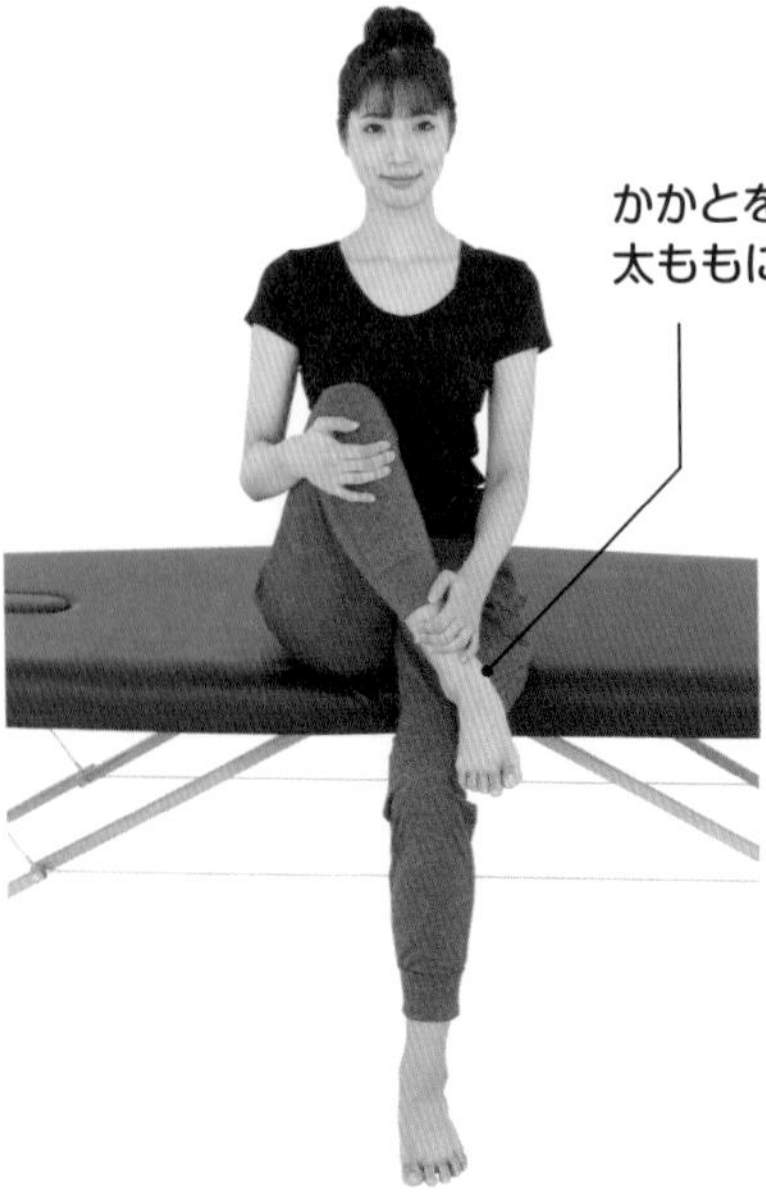

②まっすぐな姿勢のまま、右足のかかとを左足のひざのやや上の辺りの太ももに置きます。次に姿勢を保ったまま右足のひざを立てます。

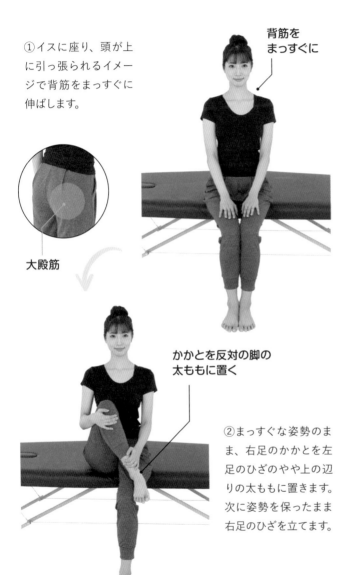

STEP 2 両手でひざを抱えて胸に引き体にひねりを加える

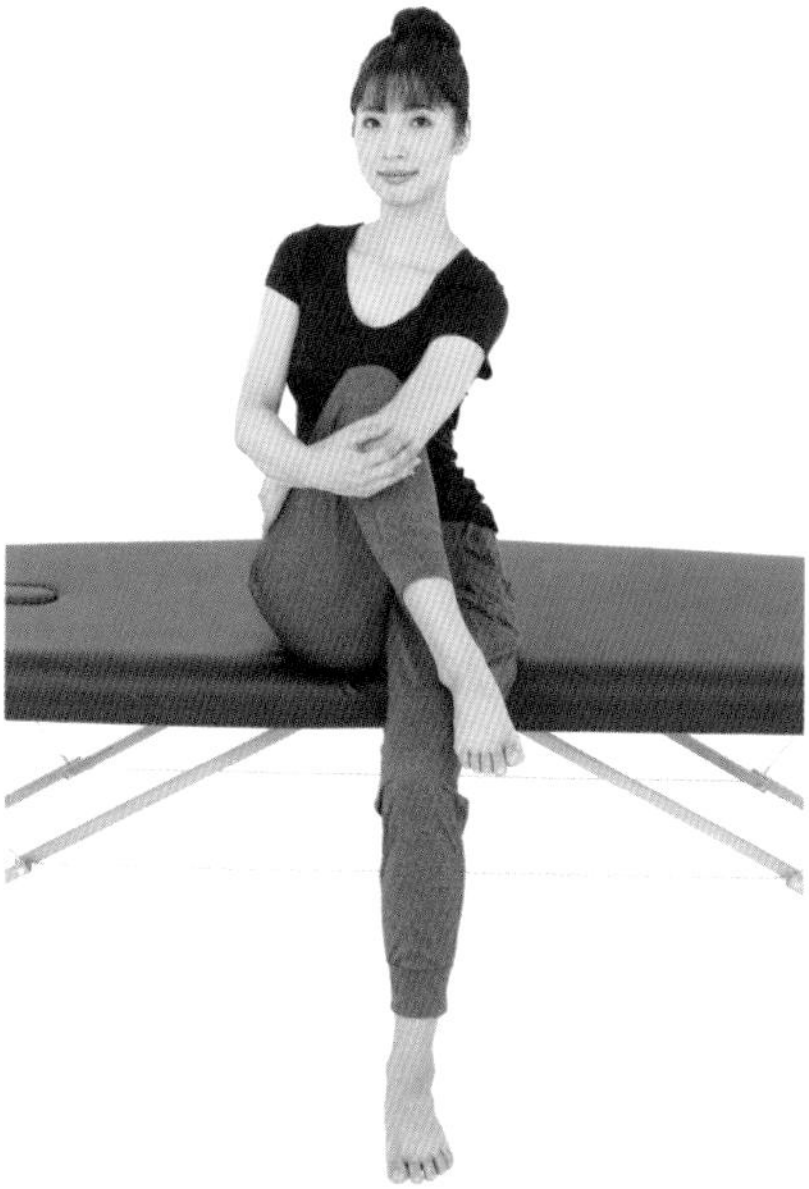

③左手で右ひざを抱えます。このとき、ひざを抱える左手はできるだけ深く回し、ひざを胸に近づけます。右手は軽くサポートする感じで左手に添えます。

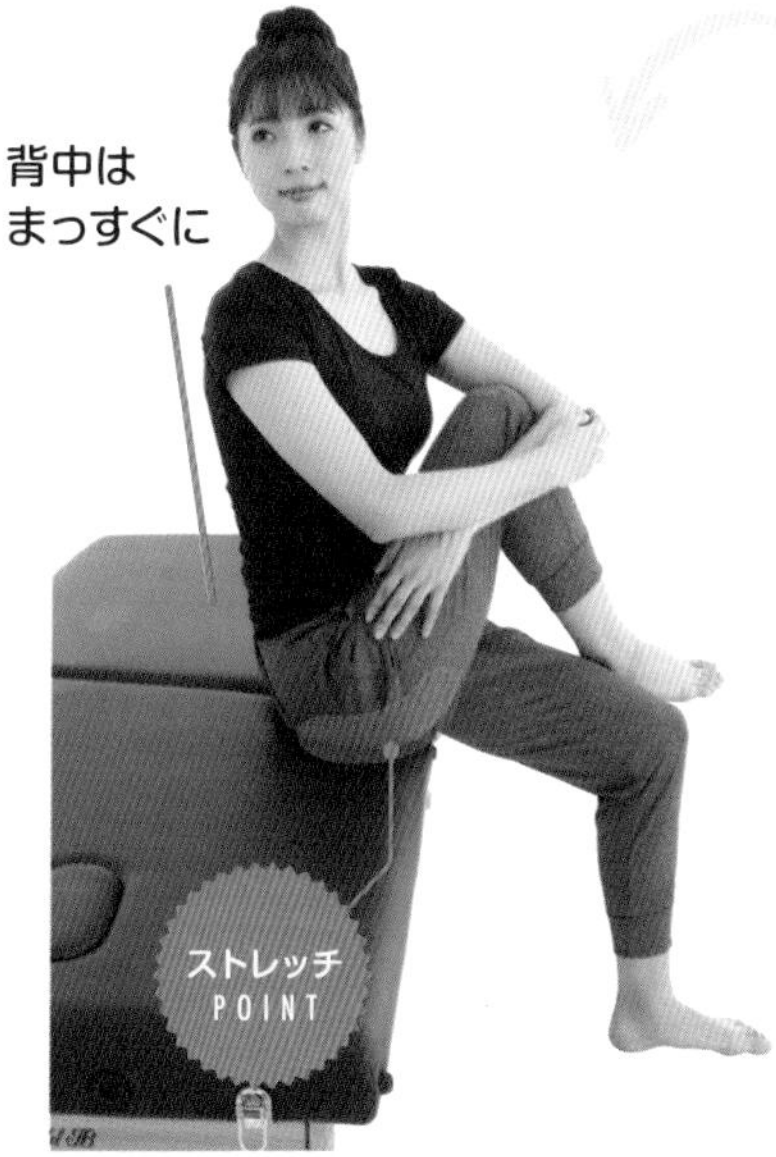
背中は
まっすぐに
ストレッチ
POINT

④左手で抱えたひざを胸に引きつけながら、上半身を右側にひねります。お尻部分の筋肉である大殿筋が伸びているのを意識しながら30秒間キープします。同様に反対側も行います。

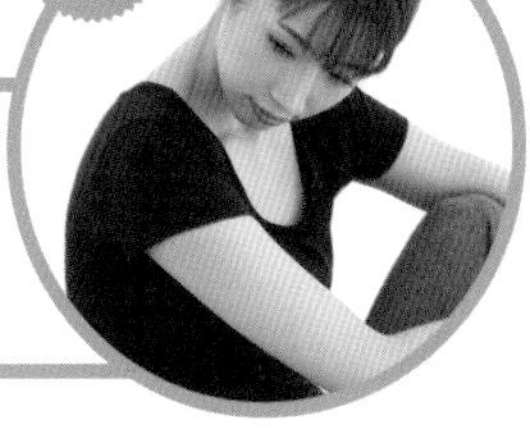
×
NG

手でひざを抱える際に、背中が丸まっては大殿筋が伸びません。背筋はまっすぐ伸ばします。

▶▶▶ 左右30秒 | 3セット

腰痛の重い人でもできる中《ちゅう》殿《でん》筋《きん》・小《しょう》殿《でん》筋《きん》ストレッチ

腰痛が重く前ページのストレッチができない人は、中殿筋、小殿筋、大《だい》腿《たい》筋《きん》膜《まく》張《ちょう》筋《きん》（66ページ参照）といった骨盤側面の筋肉を伸ばします。

STEP 1

背筋を伸ばしてイスに座り 片足のかかとを逆脚の太ももの上に

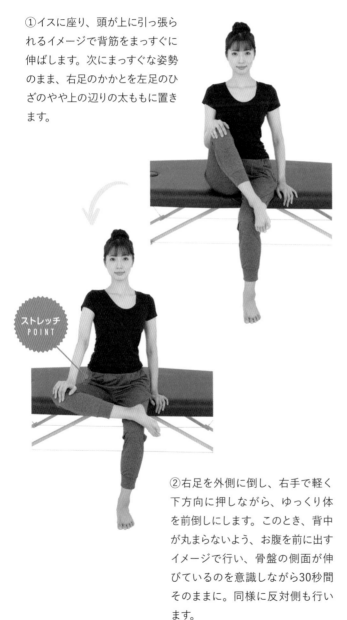

①イスに座り、頭が上に引っ張られるイメージで背筋をまっすぐに伸ばします。次にまっすぐな姿勢のまま、右足のかかとを左足のひざのやや上の辺りの太ももに置きます。

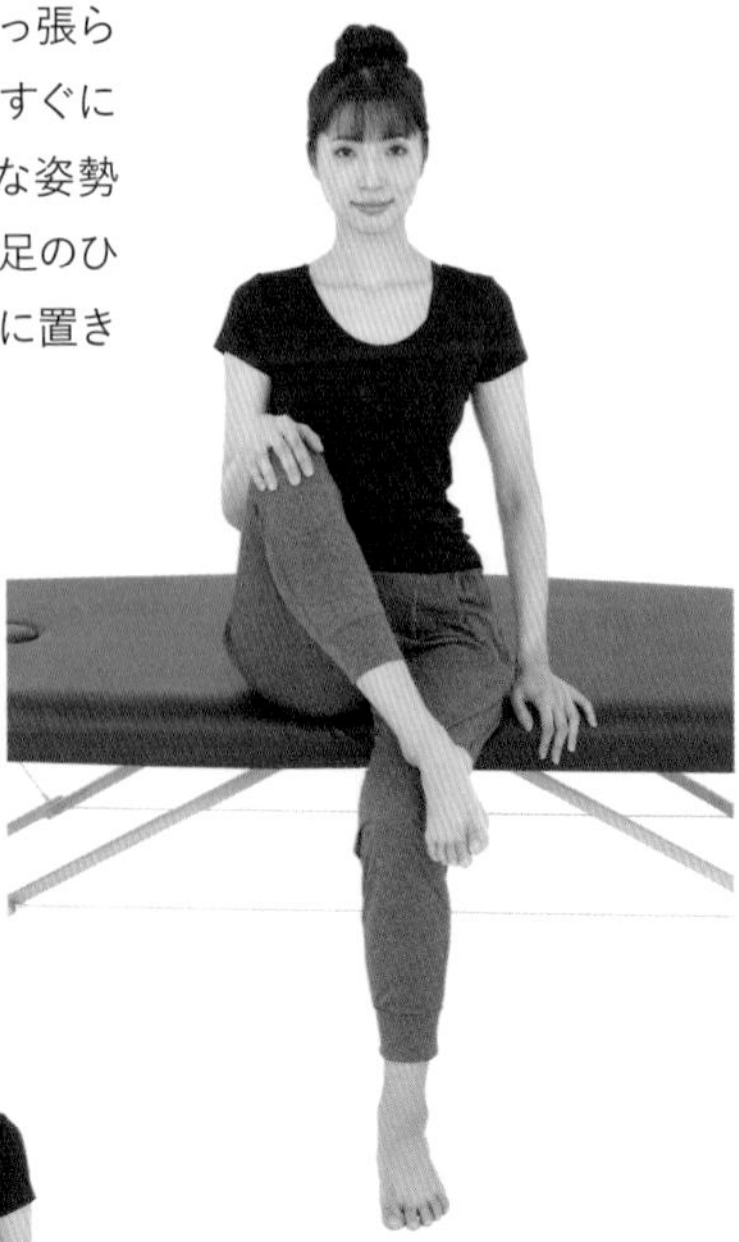

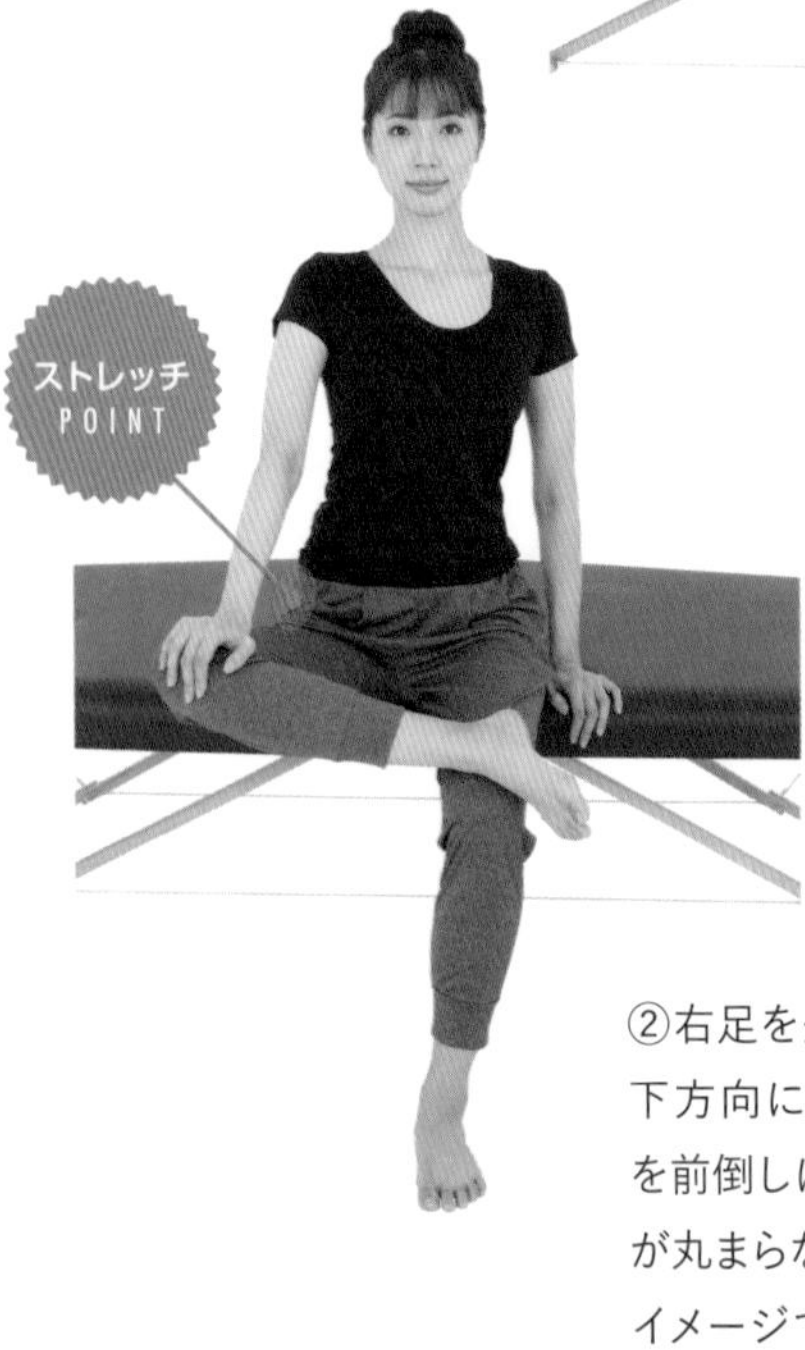

②右足を外側に倒し、右手で軽く下方向に押しながら、ゆっくり体を前倒しにします。このとき、背中が丸まらないよう、お腹を前に出すイメージで行い、骨盤の側面が伸びているのを意識しながら30秒間そのままに。同様に反対側も行います。

STEP 2

もう少し伸ばせると感じたら体にひねりを加える

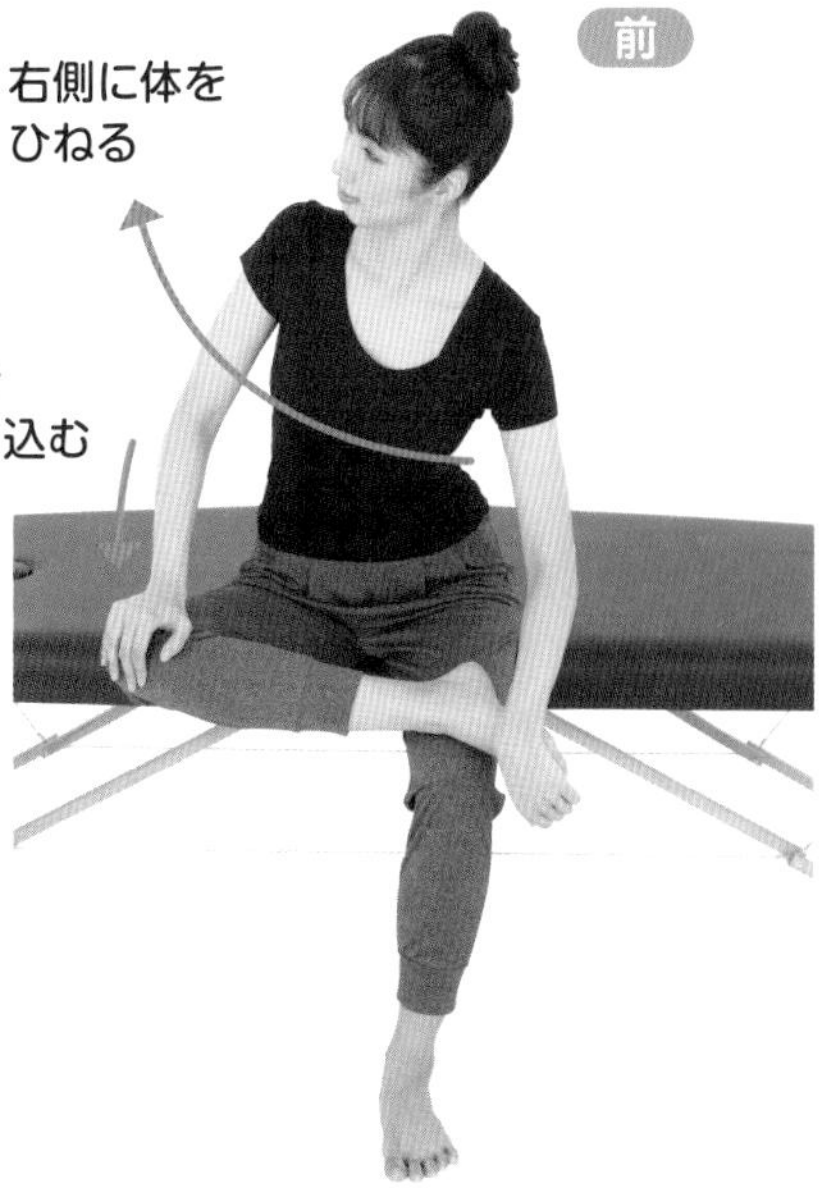
前
右側に体をひねる
右ひざを下に押し込む

もう少し余裕がある人は、お腹を前に出した状態（右ページ②）から右ひざをグッと下に押し込み、さらに上体を右側にひねって30秒間そのままに。同様に反対側も行います。

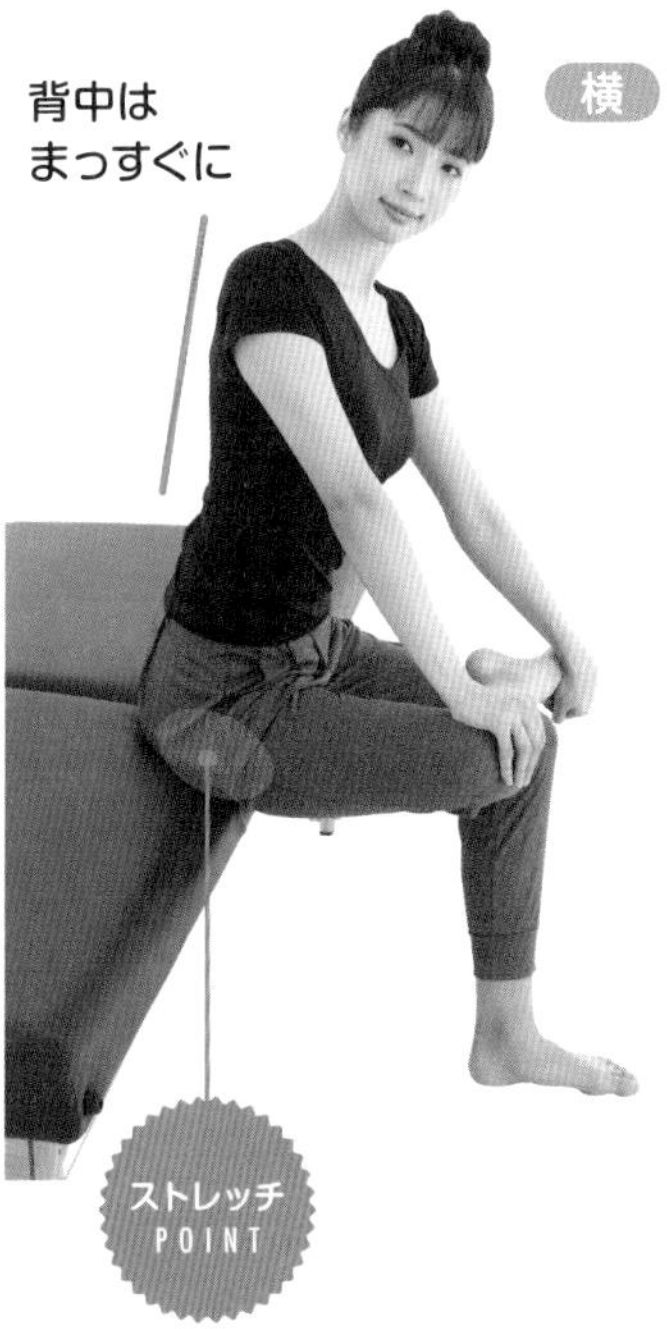
横
背中はまっすぐに
ストレッチ POINT

上の写真は横から見た状態。上体をひねった際も、背中が丸まらず、まっすぐ伸びていることを確認しましょう。

壁チョップ・ストレッチで肩と首のこりを改善する

肩と首のこりを改善するための第一段階は、わきの下の筋肉の緊張を緩めること。壁さえあればどこでもできるストレッチです。

STEP 1 壁から一歩下がって立ち右手を上げて壁をチョップ

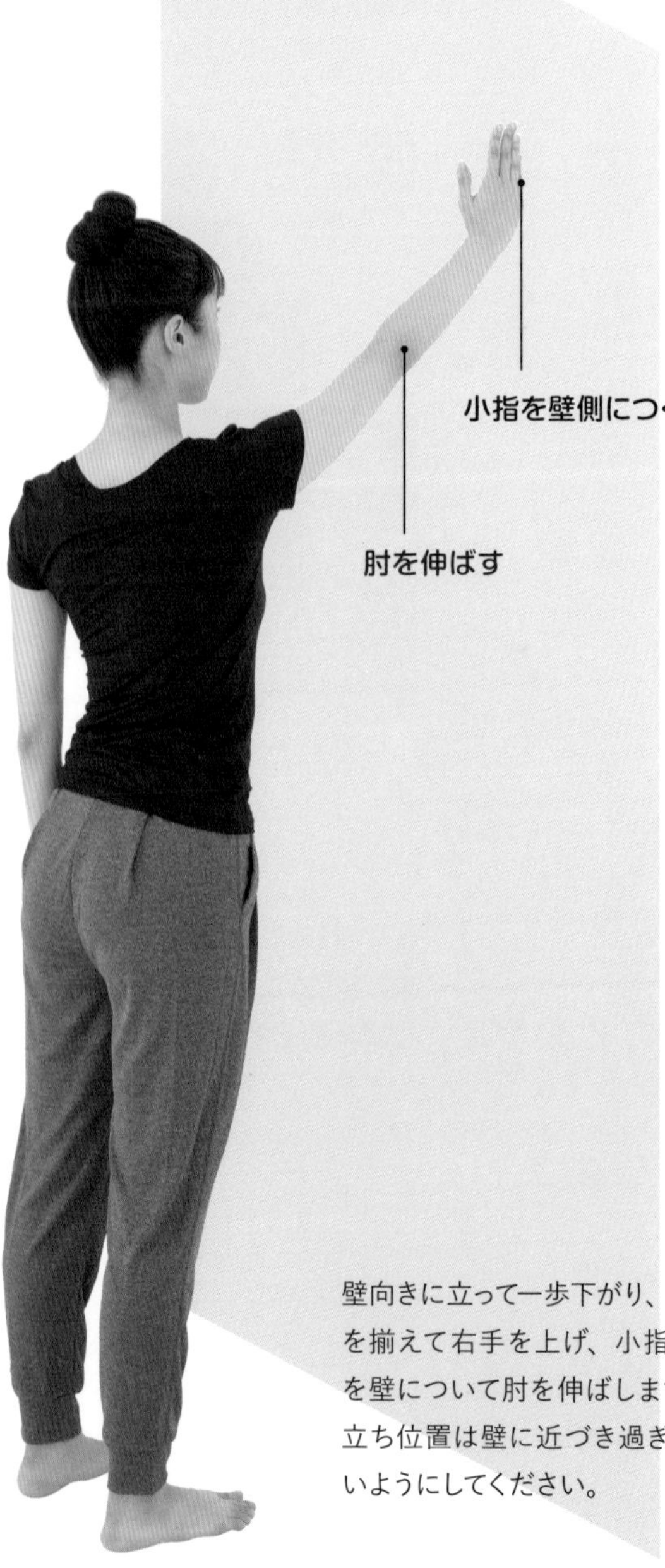

壁向きに立って一歩下がり、指を揃えて右手を上げ、小指側を壁について肘を伸ばします。立ち位置は壁に近づき過ぎないようにしてください。

STEP 2

お尻を後ろに突き出して わきの下の筋肉を伸ばす

手の位置が下がらないように固定しながら、ゆっくり**お尻を後ろに突き出していきます。**ポイントは**肘を曲げない**こと。そして、**頭を下げない**ことです。

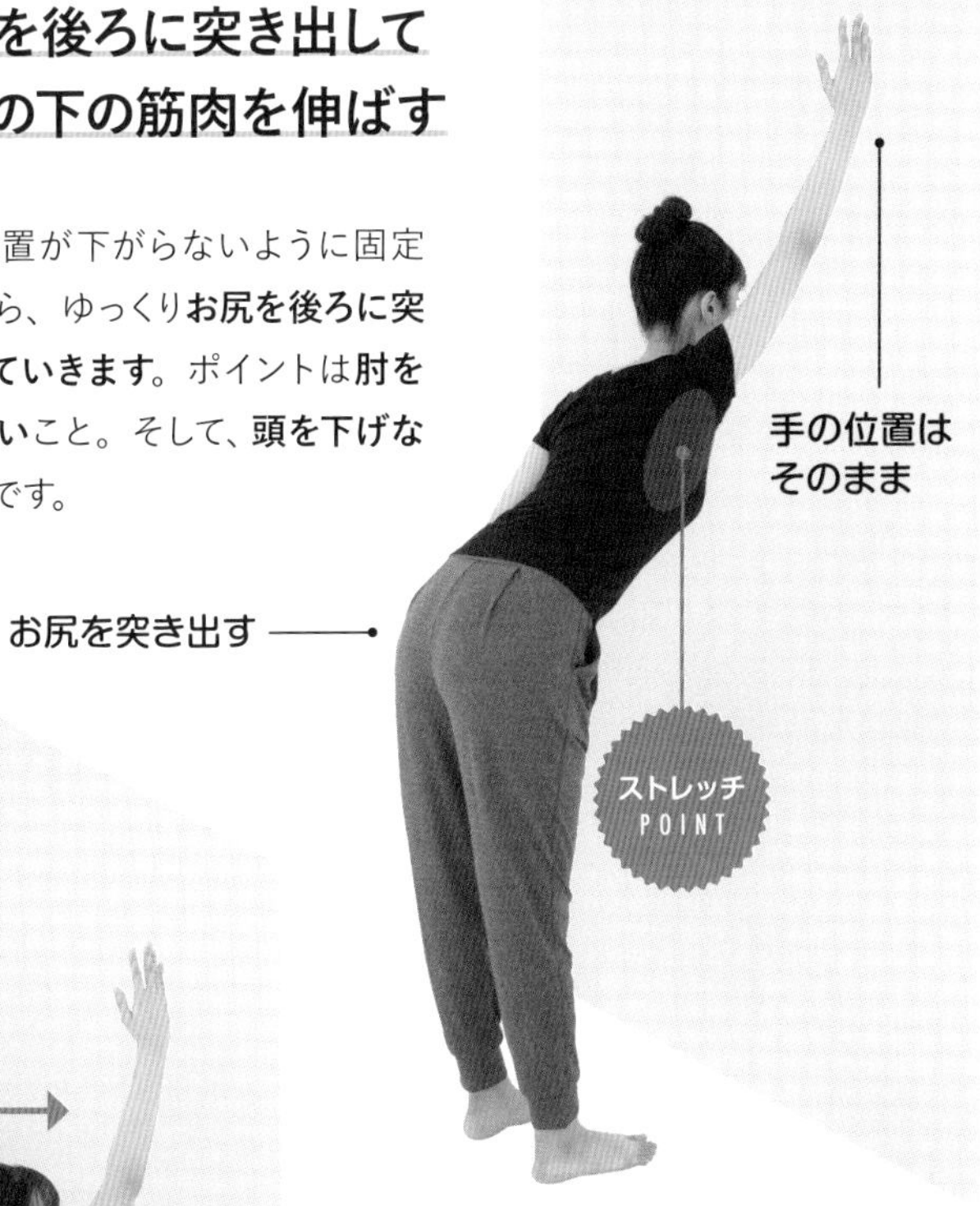
手の位置は
そのまま
お尻を突き出す
ストレッチ
POINT

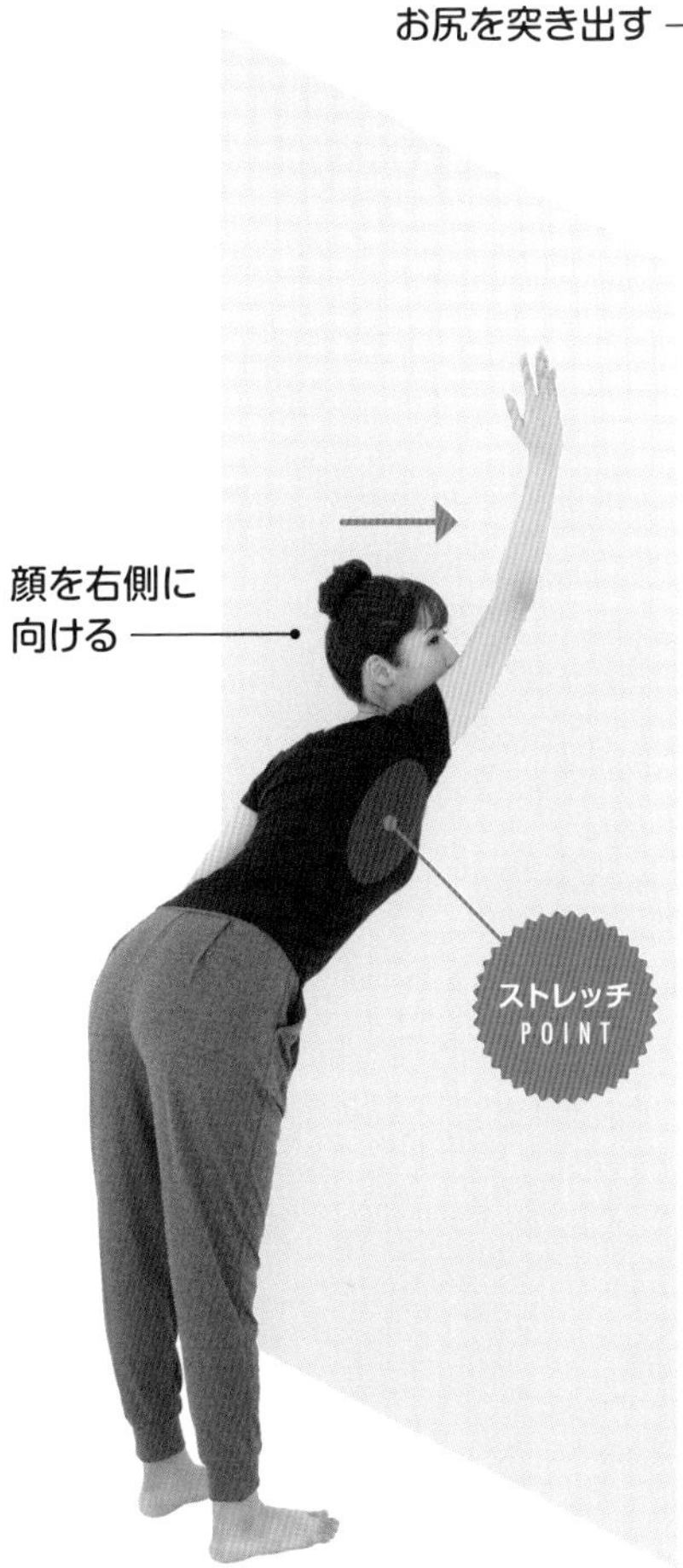
顔を右側に
向ける
ストレッチ
POINT

わきの下の筋肉が伸びているのを意識しながら、今度は**顔を右側に向け30秒間**そのままの状態に。同様に反対側も行います。お尻を引きすぎると腰が痛くなる可能性があるので無理をしないでください。わきの下が伸びていればOKです。

▶▶▶ 左右30秒｜3セット

胸の筋肉の緊張を緩めれば肩と首のこりが楽になる

わきの下の筋肉が緩んだら、次は胸の筋肉です。縮こまった胸の筋肉を緩めれば、鎖骨の位置が上がり、女性はバストアップ効果も！

STEP 1 壁に向かって立ち斜めチョップの形で手を壁に

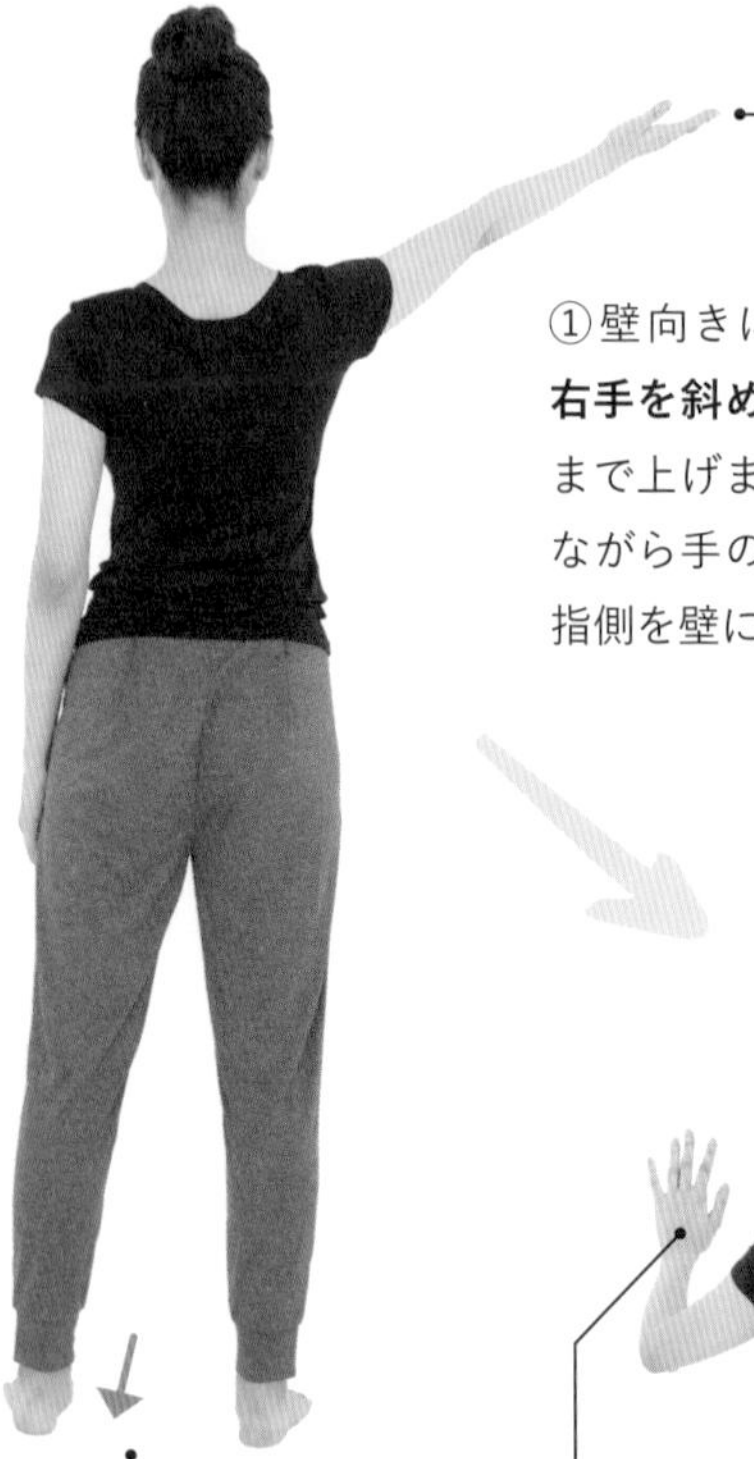

手を耳の高さに
壁から半歩後ろ

①壁向きに立って**半歩下がり、右手を斜め上方向に**、耳の高さまで上げます。次に肘を伸ばしながら手の平を真上に向け、小指側を壁につきます。

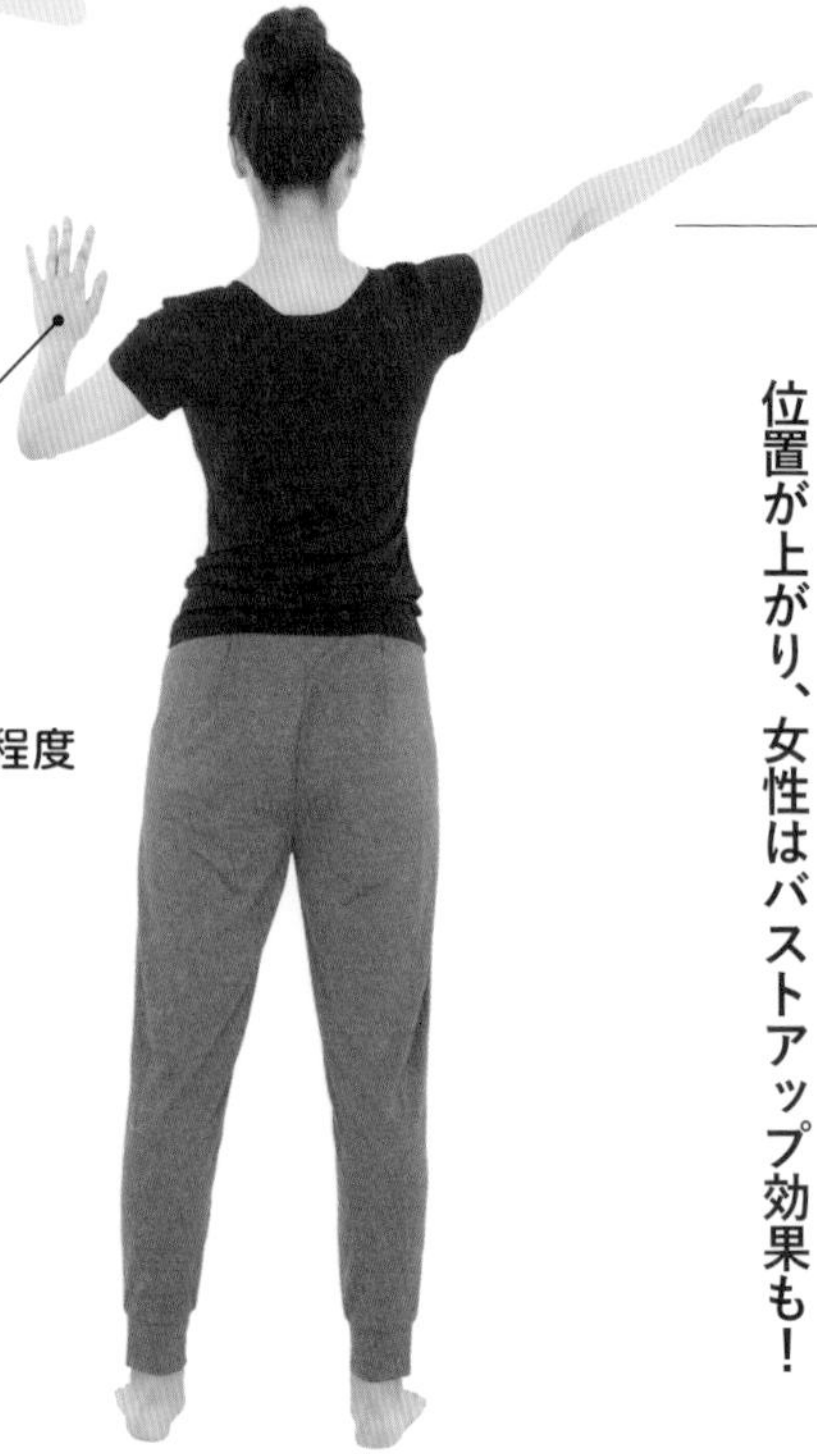

左手は
添える程度

②左手は添える程度で壁につきます。右手は上げすぎると肩を痛める可能性があるので注意してください。

STEP 2 右肩をゆっくり壁に近づけていき体を左側にひねっていく

③次に足の位置は動かさずに、右肩を押しつけるイメージで上半身を**ゆっくり壁に近づけていきます**。胸の筋肉が伸びているのがわかるはずです。

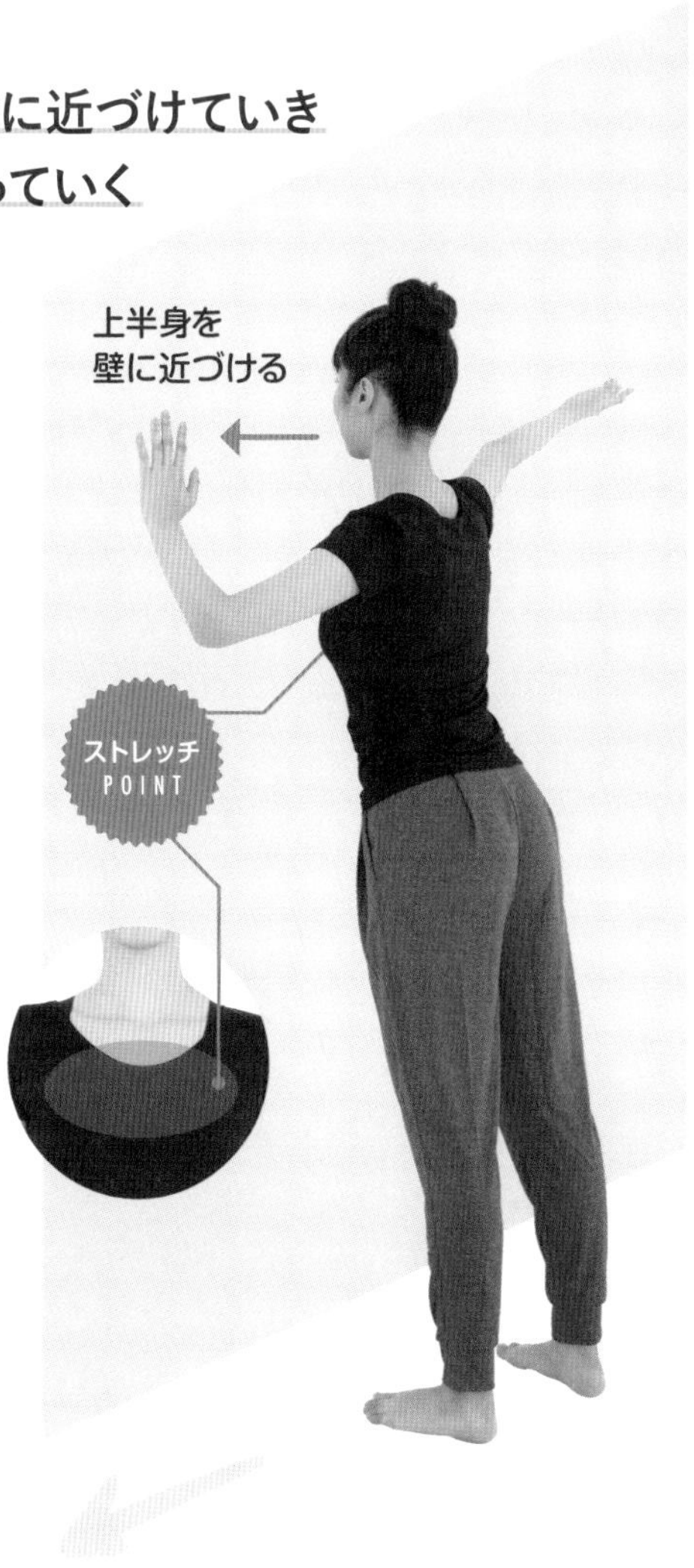
上半身を
壁に近づける
ストレッチ
POINT

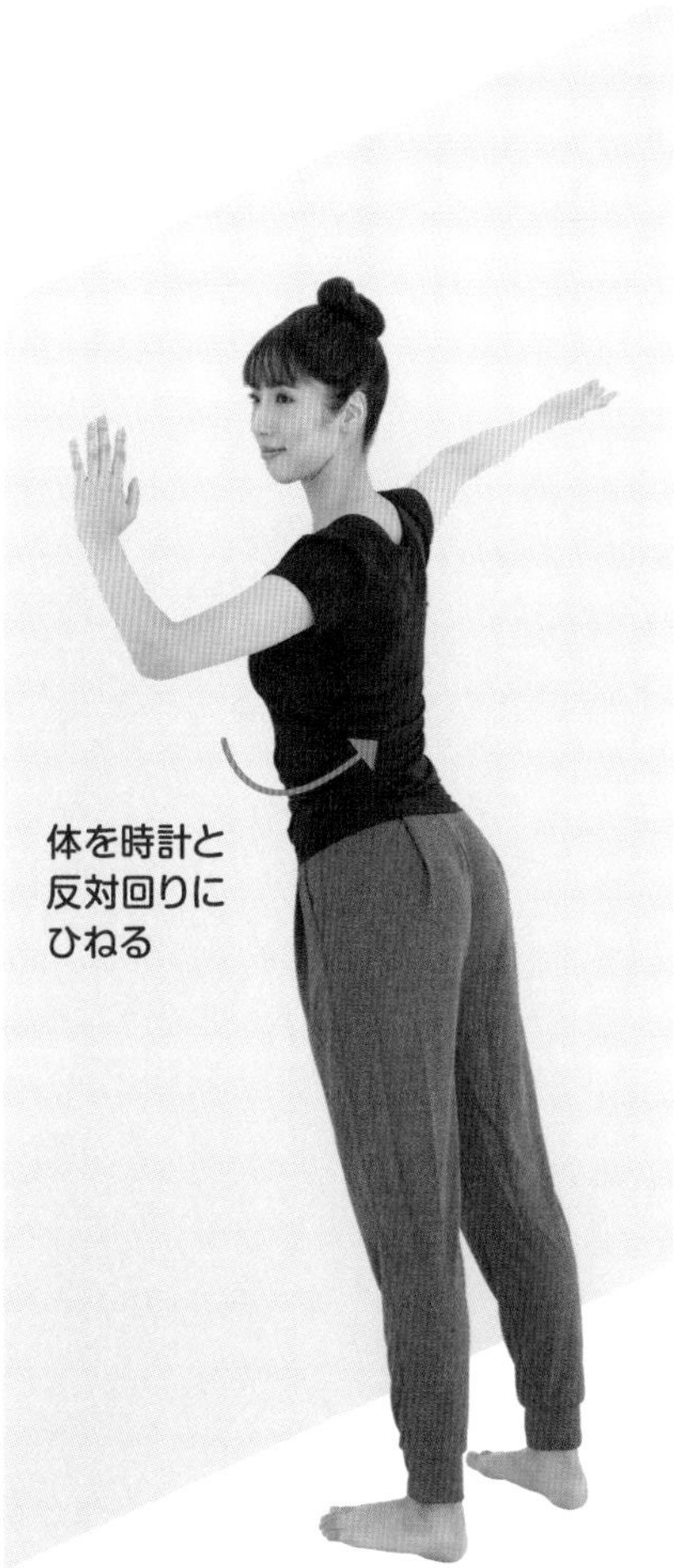
体を時計と
反対回りに
ひねる

④右肩が壁に近づいた状態から、さらに**体を左にひねり**30秒間そのままの状態でキープします。同様に反対側も行います。ポイントは、肘を曲げないことと、肩が壁から離れすぎないことです。

▶▶▶ 左右30秒 | 3セット

セルフ肩《けん》甲《こう》骨《こつ》剥がしで 肩と首がこんなに楽に！

肩と首の痛みの原因のひとつは、肩甲骨の動きが悪くなること。体にへばりついた肩甲骨を剥がすことで動きを改善させます。

STEP 1 浅めに座って右足を上に上げ 右手を内側から回し足裏をつかむ

①片足を上げて行うストレッチですので、反対側の足が浮いてしまわないよう、イスに浅めに腰掛けます。

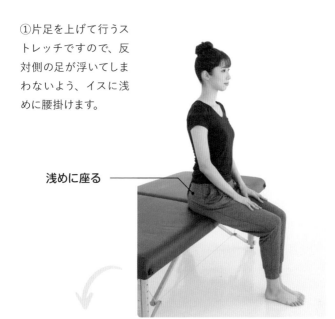

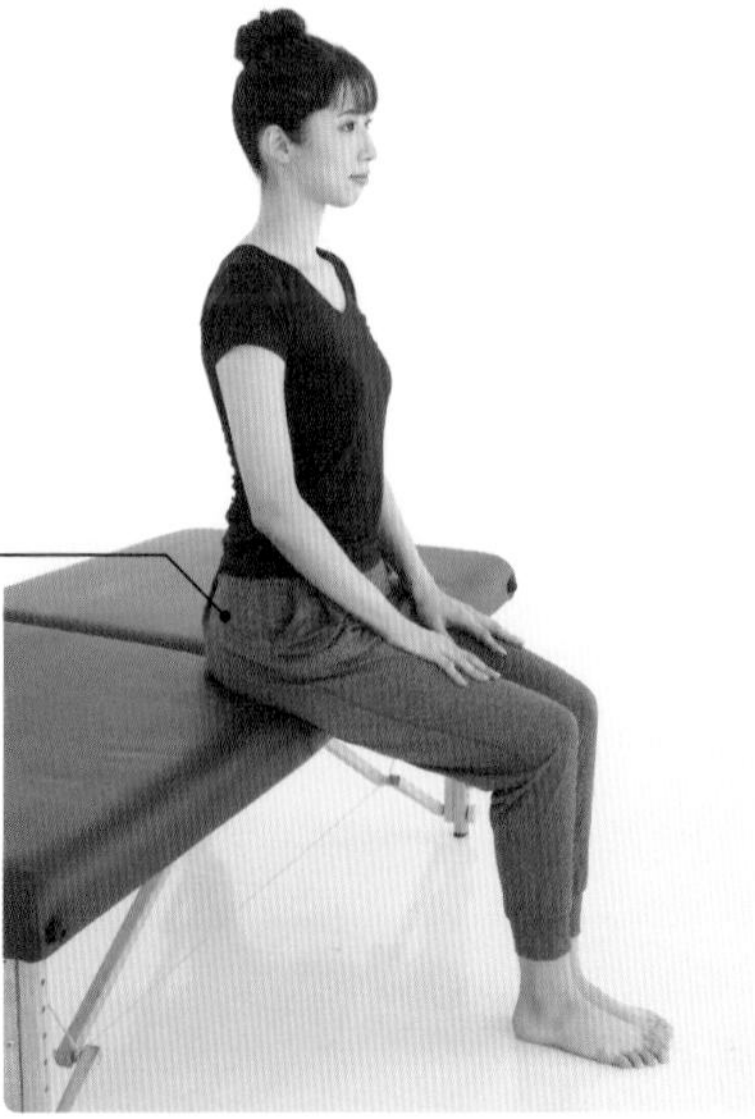

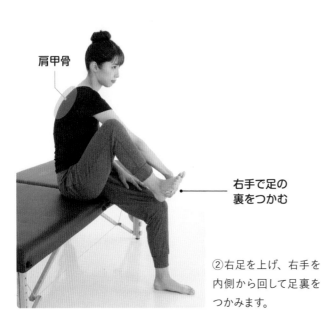

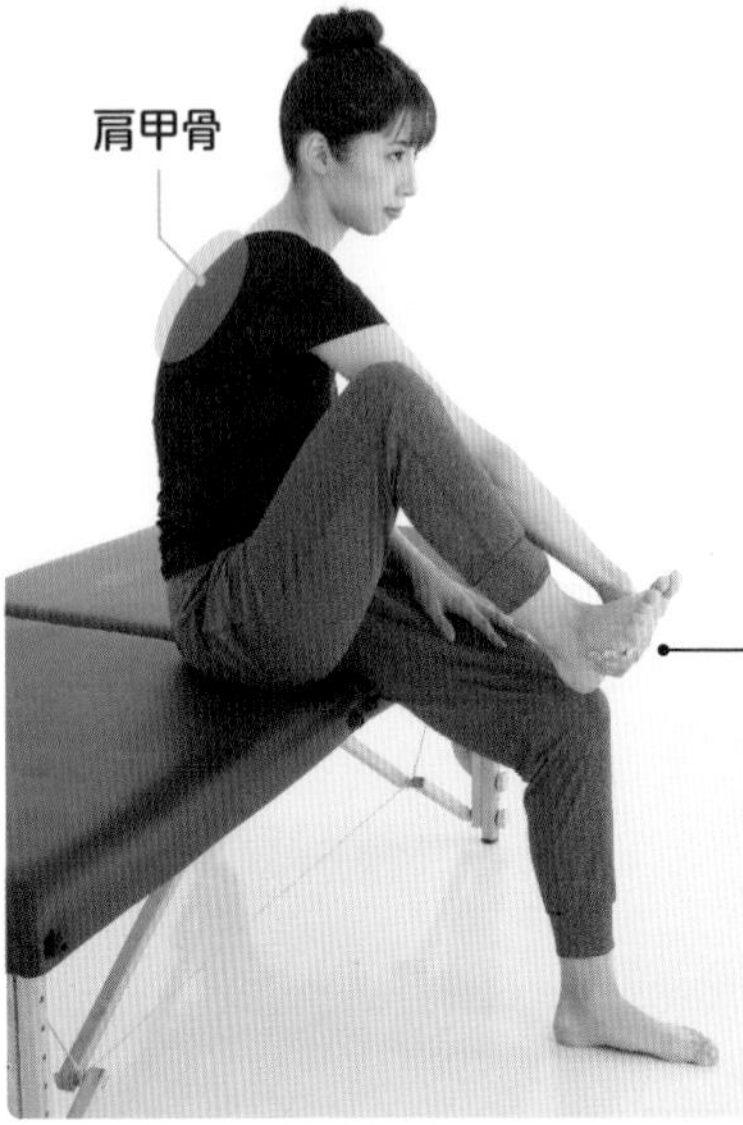

②右足を上げ、右手を内側から回して足裏をつかみます。

STEP 2 足の裏をつかんだ手を押し出すように足に力を入れる

③**足裏を**つかんだ手を**押し出すイメージ**で、足に力を入れます。このとき、ひざを伸ばしきると逆に押し出す力が入らなくなので、ひざは伸ばさず足を押し出すことによって肩甲骨を外へ外へ引っ張って剥がすイメージで行います。背中も丸めた方がより肩甲骨を引っ張ることができます。ただし、あごだけは上げておきます。あごが下がると効果がでないので注意しましょう。

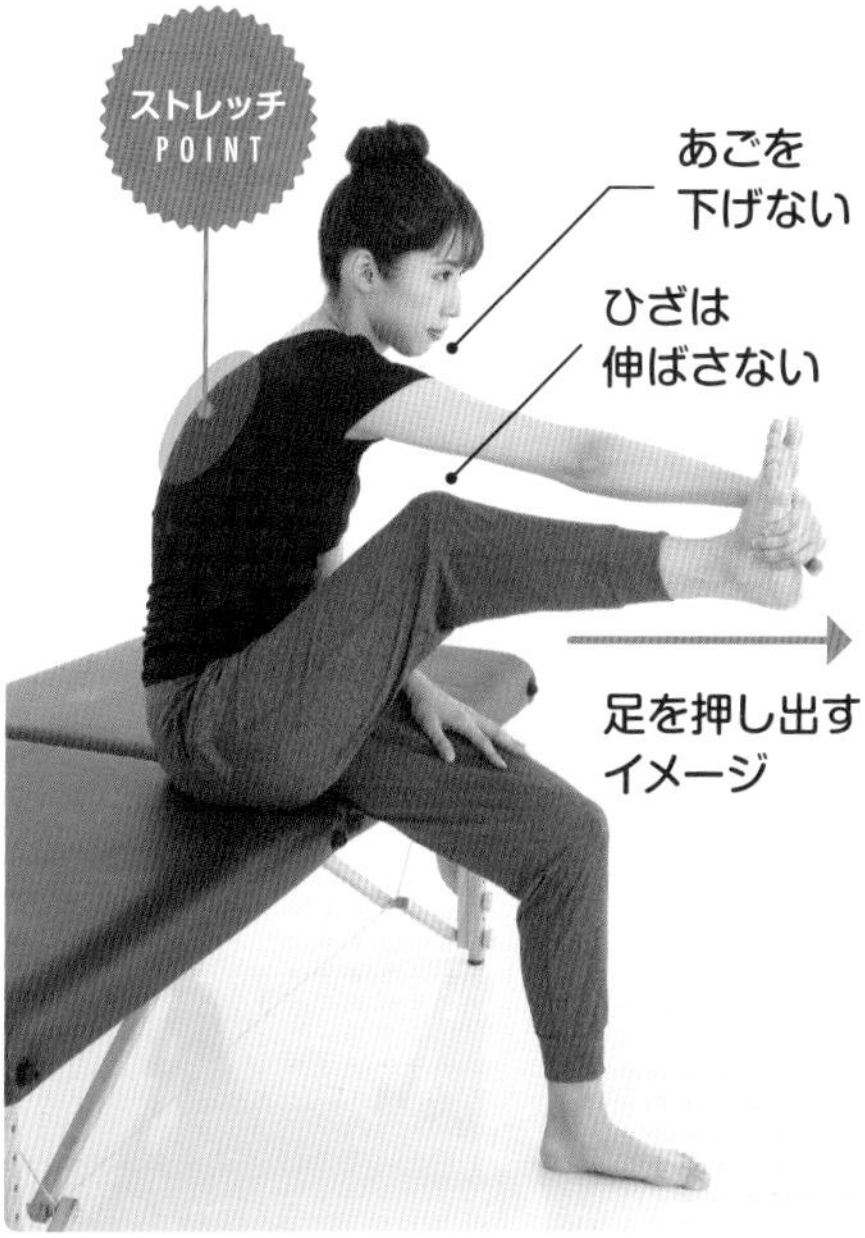
ストレッチ
POINT
あごを
下げない
ひざは
伸ばさない
足を押し出す
イメージ

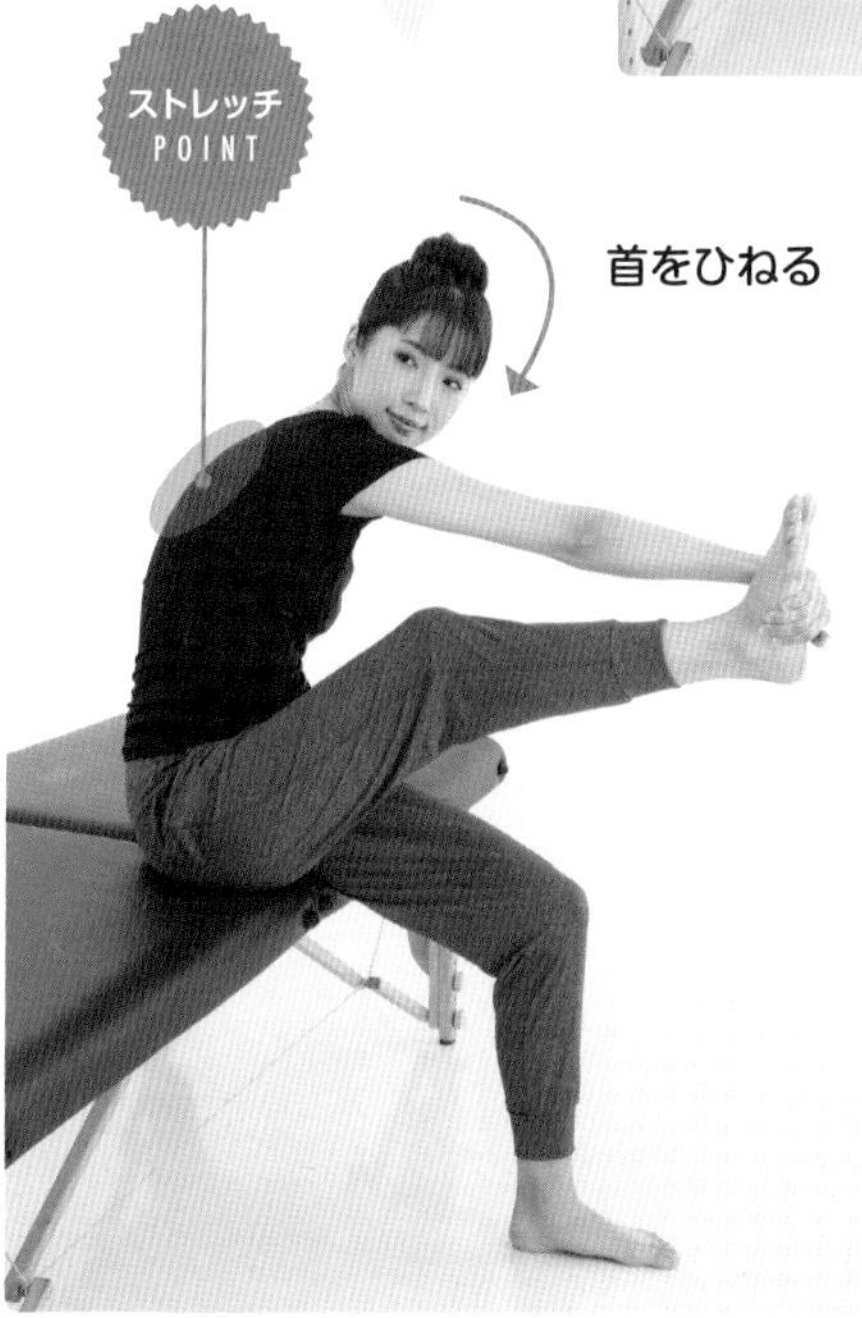
ストレッチ
POINT
首をひねる

④すでに肩甲骨辺りは伸びていますが、ここから顔部分から体を右にひねり、さらに足裏で手を押し出したところで30秒間キープ。同様に反対側も行います。

前腕の筋肉ストレッチは肩と首の痛みに速攻で効く

▶▶▶ 左右30秒 | 3セット

日常的に酷使している割にケアされていないのが前腕の筋肉。かなりの痛みを伴いますが、肩・首こりは一発で楽になります。

STEP 1

指先を下向きにした状態で壁に手の平をつく

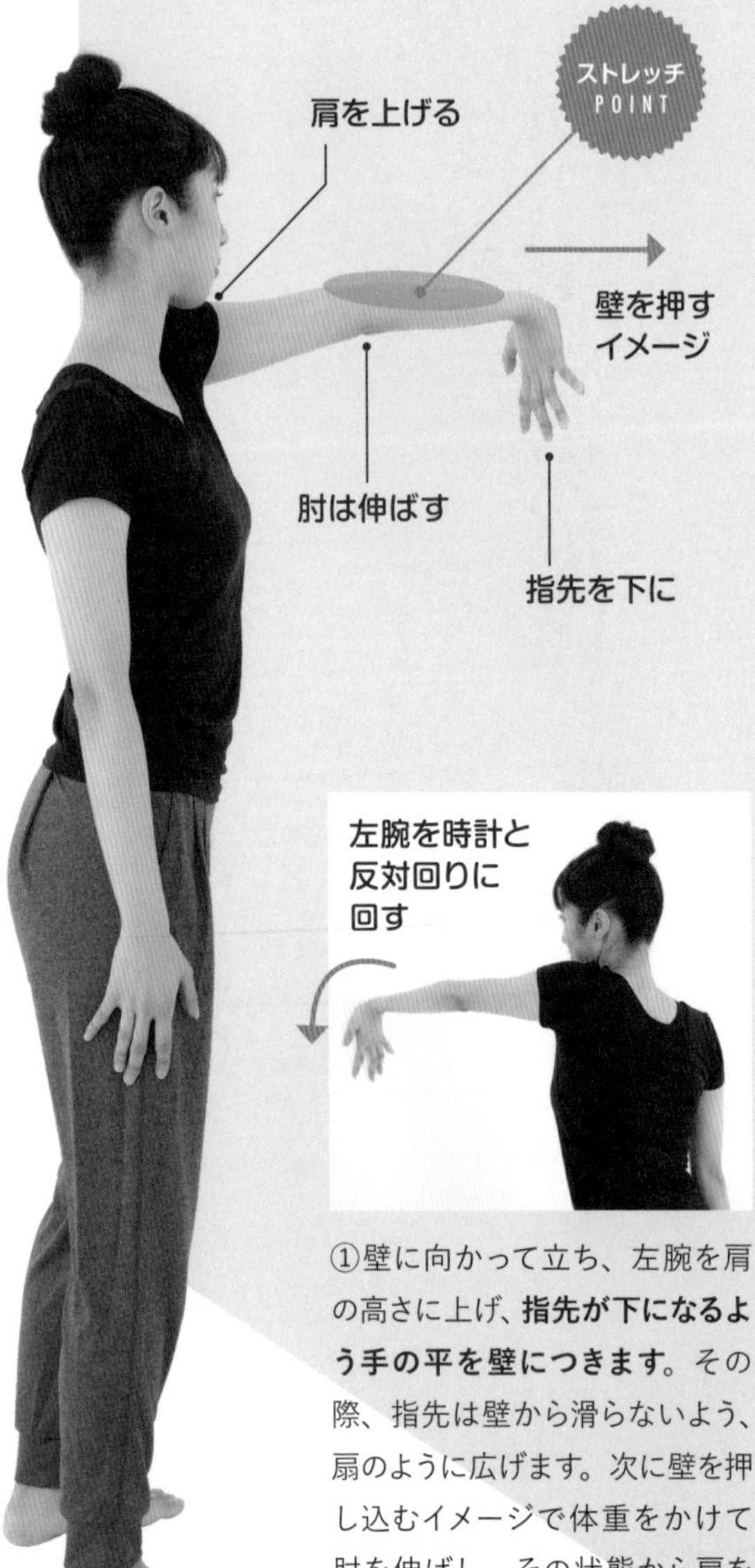

ストレッチ
POINT
肩を上げる
壁を押す
イメージ
肘は伸ばす
指先を下に
左腕を時計と
反対回りに
回す

①壁に向かって立ち、左腕を肩の高さに上げ、**指先が下になるよう手の平を壁につきます。**その際、指先は壁から滑らないよう、扇のように広げます。次に壁を押し込むイメージで体重をかけて肘を伸ばし、その状態から肩をグッと上げます。

STEP 2 壁についた手の平が動かないよう固定したまま体を回転させる

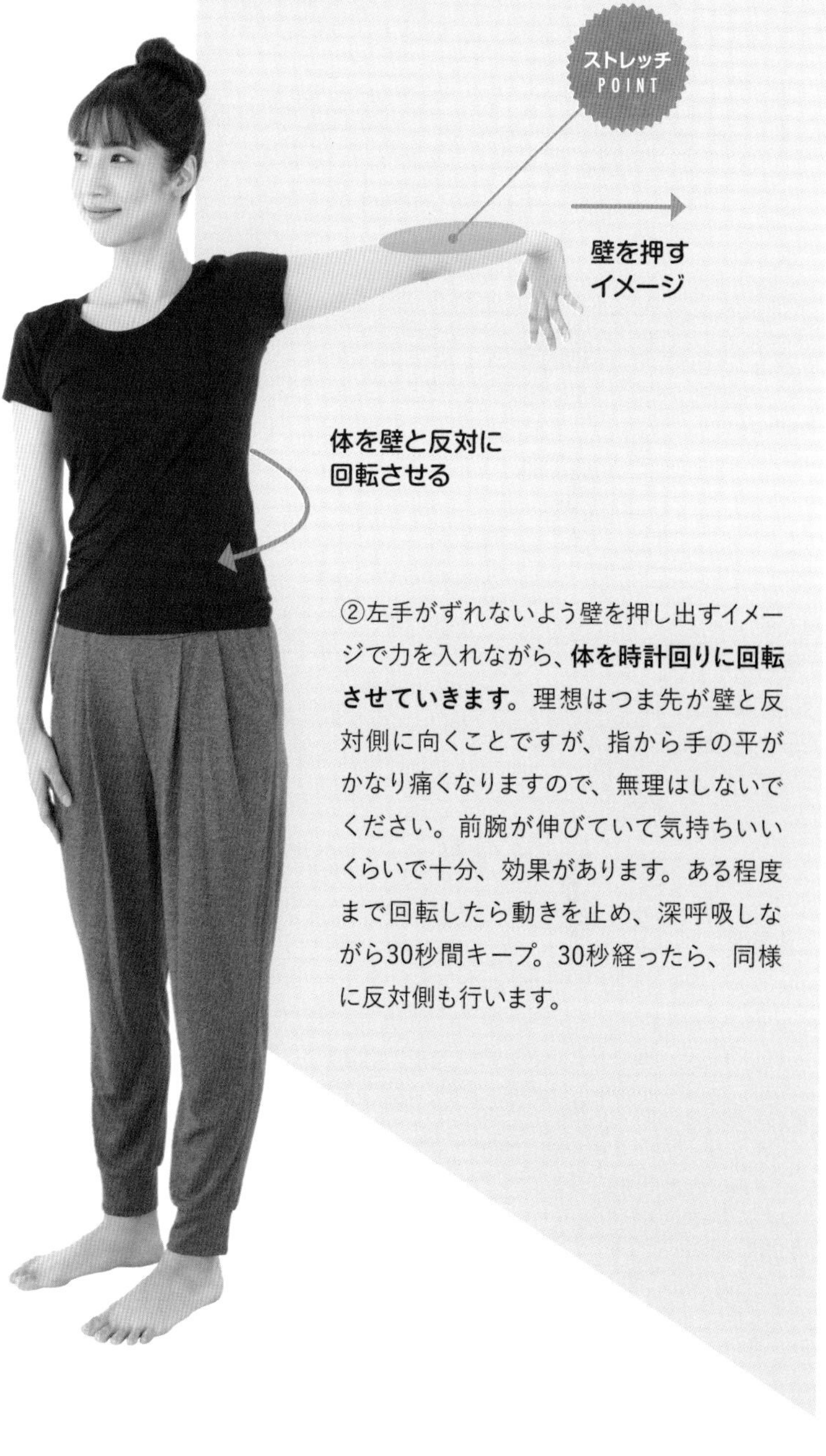
ストレッチ
POINT
壁を押す
イメージ
体を壁と反対に
回転させる

②左手がずれないよう壁を押し出すイメージで力を入れながら、**体を時計回りに回転させていきます。**理想はつま先が壁と反対側に向くことですが、指から手の平がかなり痛くなりますので、無理はしないでください。前腕が伸びていて気持ちいいくらいで十分、効果があります。ある程度まで回転したら動きを止め、深呼吸しながら30秒間キープ。30秒経ったら、同様に反対側も行います。

ここを緩めれば腰痛解消!

大殿筋・中殿筋・小殿筋は お尻のこの辺り

ここでは、補足として前ページに出てきたお尻の筋肉である大殿筋・中殿筋・小殿筋の場所をご説明しましょう。

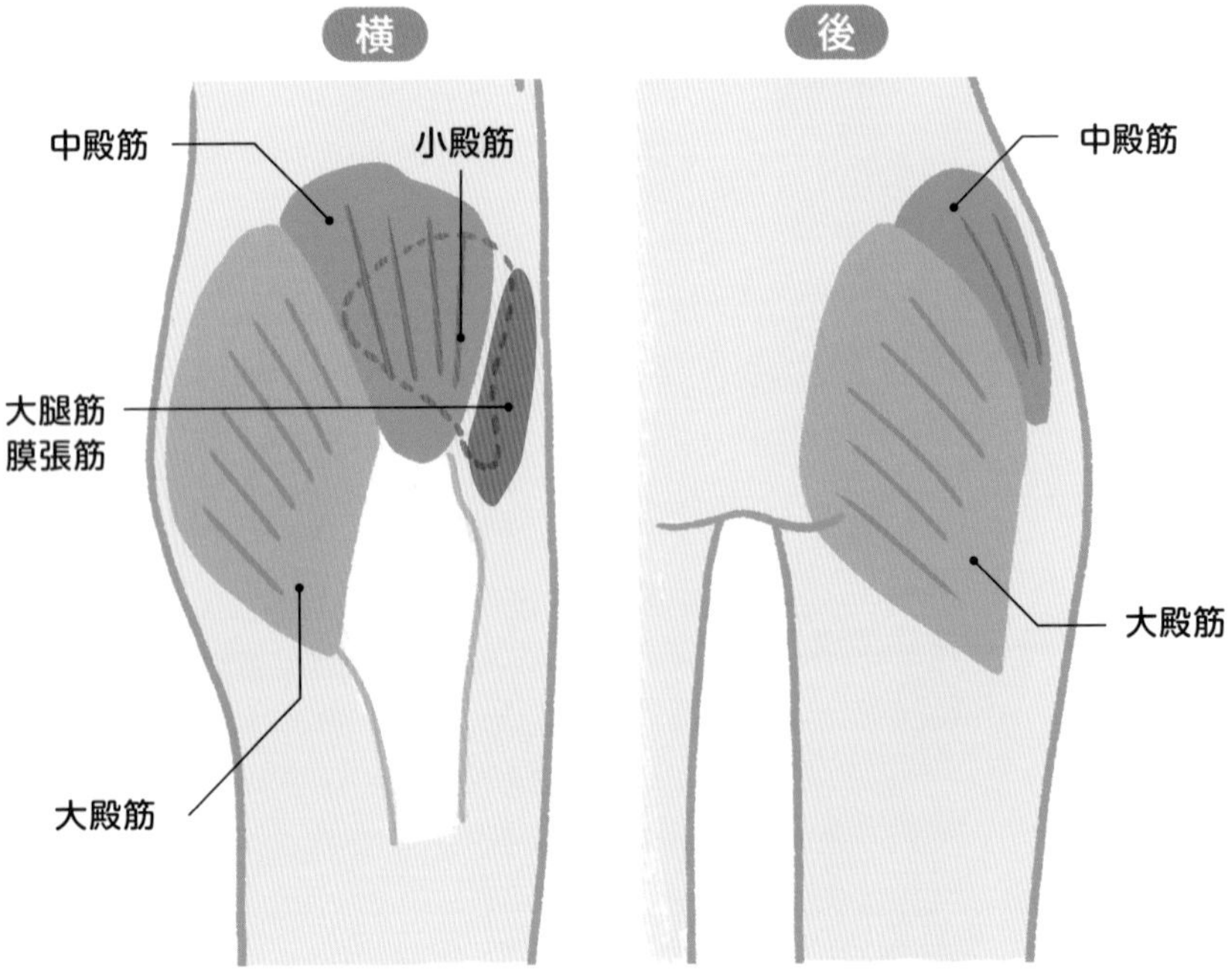

お尻の大部分を占める筋肉が大殿筋です。股関節の伸展が主な働きです。つぎに大きい筋肉が中殿筋で、お尻上部にあります。こちらは、股関節の外転が主な働きです。そして最後が小殿筋。中殿筋の内側にあり、同じく股関節の外転が主な働きです。

第4章 ひざの痛みを解消するストレッチ

腰、肩・首に続いては、生活に大きな影響を与えるひざの痛みを解消するストレッチをご紹介していきます。まずは、〝ニーイン〟の状態になっていないか、チェックをしていきます。腰や肩が痛い人はニーイン予備軍といえます。

動かす度に痛むひざは骨盤の歪みが原因

加齢とともに、節々に現れる体の痛み。中でもひざの痛みは生活に大きな影響を与えます。歩く、しゃがむ、立ち上がる。人は日々、ひざを曲げ伸ばしすることで、多くの動作を行っているからです。

しかし、その原因は加齢によるものばかりではありません。近年では、若年層にもひざの痛みを訴える方が少なくありません。では、その理由はどこにあるのでしょうか。

ひと言で言えば、肩こりや腰痛の原因と同じで、**原因は骨盤の歪み**にあります。ひざの痛みを訴える方は老若男女を問わず、体の中心、重心である骨盤が歪むと全体のバランスが崩れ、脚のつけ根からひざまでの太ももの骨である大腿骨《だいたいこつ》とひざの皿にある膝蓋骨《しつがいこつ》が内側に入ってしまう、いわゆる〝ニーイン〟の状態になってしまっているのです。

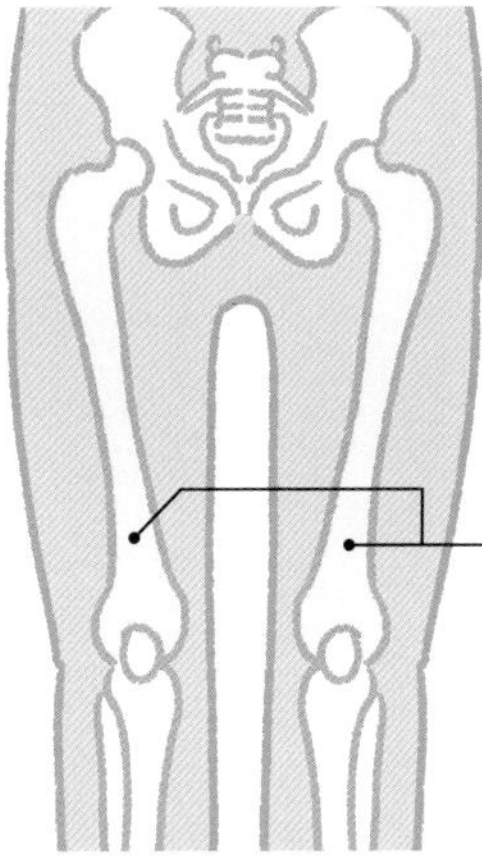

脚のつけ根からひざまでの
太ももの骨が大腿骨

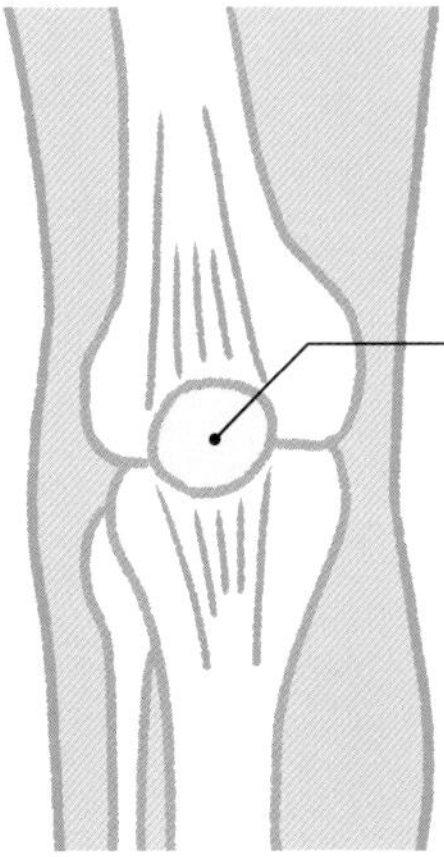

ひざにの皿にある骨が膝蓋骨

ひざは蝶番《ちょうつがい》のようなもの。曲げ伸ばしの動きにはめっぽう強いのですが、ねじれの動きにはことさらに弱くできています。蝶番が内側にねじれた状態で負荷をかけ続ければ、そのうちにネジが取れて壊れてしまうのは当然の結果。ニーインの状態では、人間にも同様の現象が起きてしまうのです。

スポーツ選手のケガに前十字靭帯断裂《ぜんじゅうじじんたいだんれつ》／損傷《そんしょう》というものがあります。前十字靭帯はひざ関節の中にあり、ひざを安定させる働きをする靭帯です。タックルなど、瞬間的に過剰負荷がかかることで断裂、損傷しますが、ニーインの状態を放置して激しい運動を行うことで、知らず知らずに悪影響が蓄積し、ある瞬間に歩けないほどの痛みを発症ケースは少なくありません。

また、多くの女性の悩みであるO脚やX脚も、ニーインの状態です。反り腰でお尻が後ろに出ている人、つまり重心が後ろにある人も、大腿骨が内側にねじれ、ひざが内側に入ってしまい、結果的にニーイン状態になっているのでしょう。放って置けば、必ずひざ痛を引き起こします。まずは73ページを参照し、自分のニーインの状態がどの程度なのかを確認してみましょう。

では、ひざの痛みを改善、予防するには、どうしたらいいのでしょうか。解決策には2段階あります。

第1段階は、ひざが内側に入ってしまっている原因である**骨盤の歪みを正すこと**。前章でご紹介した腰のストレッチ（50ページ～）を行い、こり固まった腰回りの筋肉を解すことで内側にねじれている骨盤、股関節をしっかり立たせることが必要です。実際、腰のストレッチをするだけで、軽度のニーイン状態であれば解消するケースも見受けられます。

次に第2段階です。ひざの痛みを引き起こす原因として、もうひとつ挙げられるのが足首です。足首の動きが鈍くなると、ひざが代わりに動いてしまい、次第に内側にねじれてしまうのです。

では、足首の動きが悪くしている原因はなにか。それは、スネの外側の筋肉です。ここが緊張してこり固まっているのです。つまり、スネの外側の筋肉をストレッチで緩めれば、足首が本来の動きを取り戻し、ひざが必要以上の動きを強いられることがなくなるため、内側にねじれず、まっすぐ曲げ伸ばしできるようになります。

ひざの痛み改善と予防

POINT ▸ 01

骨盤の歪みを正す

POINT ▸ 02

スネの外側の筋肉を緩める

物事に順序があるように、ストレッチにも順序があります。本書の目次を見て、いきなりひざのストレッチを始めようとする方がいらっしゃるかもしれません。それだけでも、確かに効果は出ます。しかし、ひざの痛みの大本である骨盤、股関節の歪みを正さなければ、またすぐにひざが痛み出すのは間違いありません。ここでお伝えしたように、まずは第1段階である腰のストレッチ。それから第2段階のひざのストレッチを行ってください。

現在、ひざに痛みは感じなくても、腰や肩が痛い人はニーイン予備軍といえます。前述したように、元の原因はひとつだからです。今のうちにストレッチを始め、予防に努めることをおすすめします。

ひざのチェック あなたのひざはニーイン状態？

ニーインとはひざが内側にねじれている状態です。ひざは曲げ伸ばしに強く、ねじれに弱いため、ひざが痛くなるのです。

CHECK 1 立ち姿勢から片足を一歩前に出し出した脚のひざを曲げてチェック

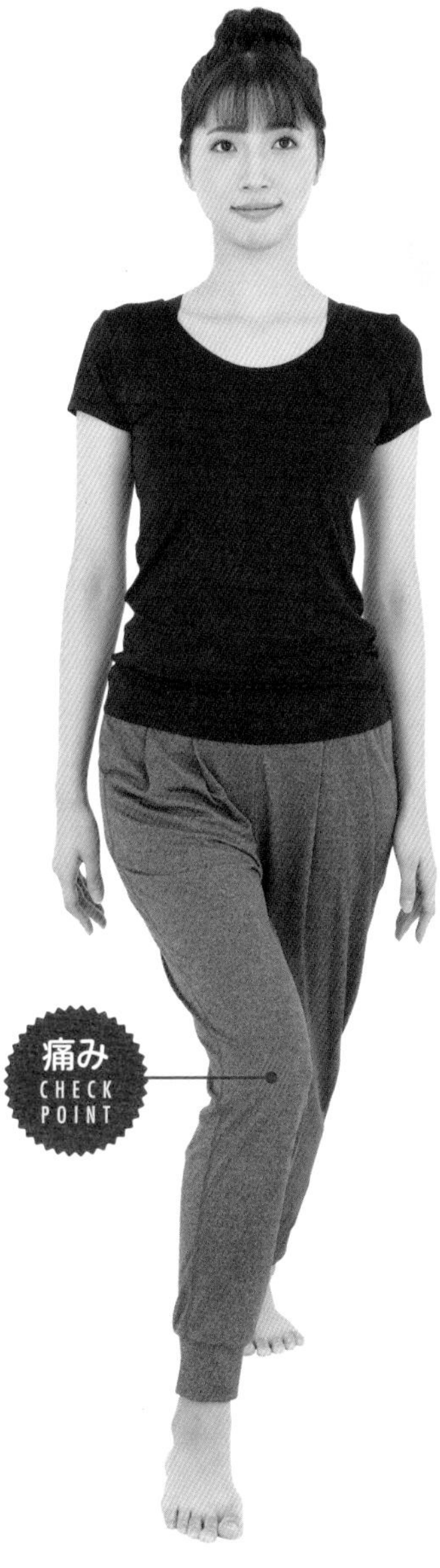

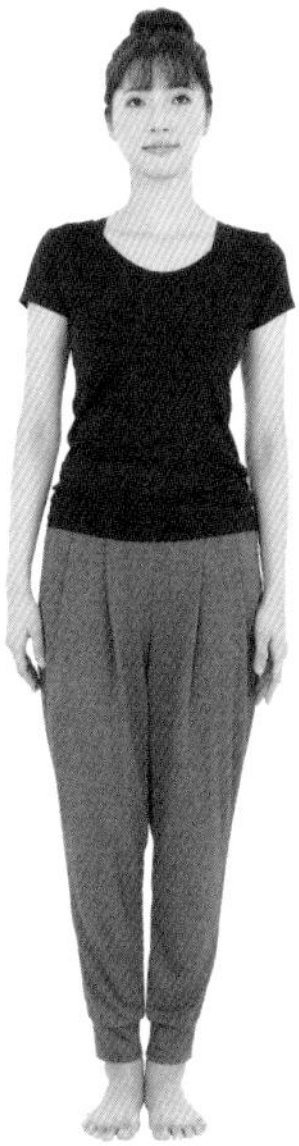

▼ニーインの状態

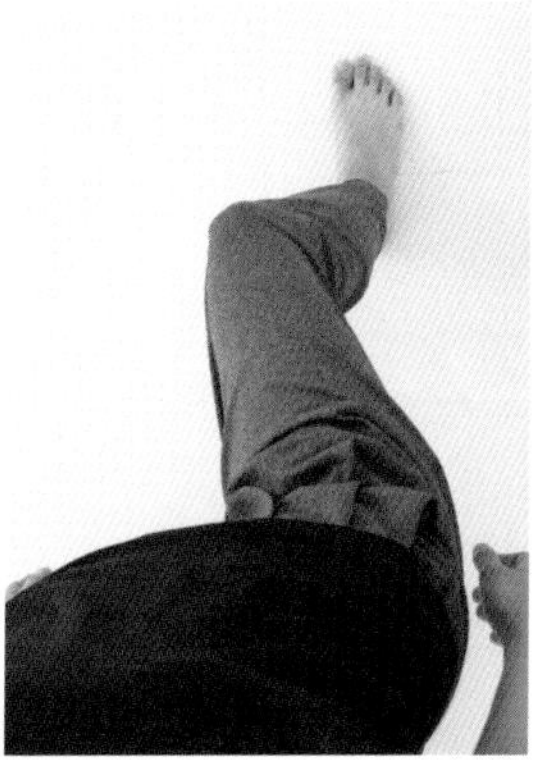

左右で行い、ひざの角度をチェック。ひざが痛い方の脚が、ニーインの状態になっていないか確認します。

▶▶▶ 左右 30 秒 | 3 セット

屈伸ひねりのストレッチで ひざの痛みを改善する

ひざの痛みは、スネの外側の筋肉を緩めることで改善します。第3章の腰のストレッチで体の重心を整えてから行いましょう。

STEP 1 姿勢良く立ち 壁に両手をつきます

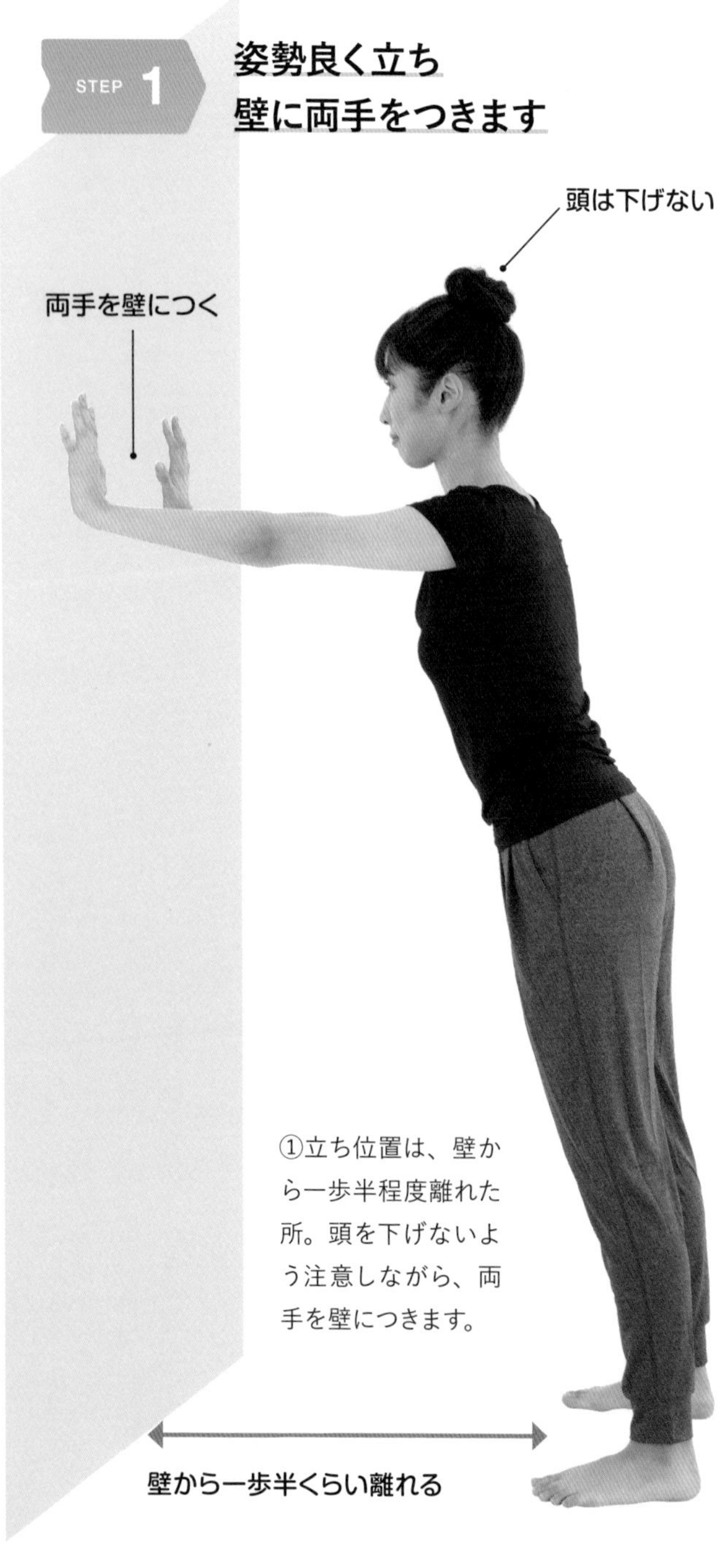
頭は下げない
両手を壁につく
壁から一歩半くらい離れる

①立ち位置は、壁から一歩半程度離れた所。頭を下げないよう注意しながら、両手を壁につきます。

STEP 2 前後に脚を広げて体を前に屈めていきます

②右脚を前に出し、左脚を後ろに下げ、**左足のつま先は外側に向けます**。このとき、右足のひざをしっかり伸ばし、ひざの皿が気持ち外側に向くよう意識します。

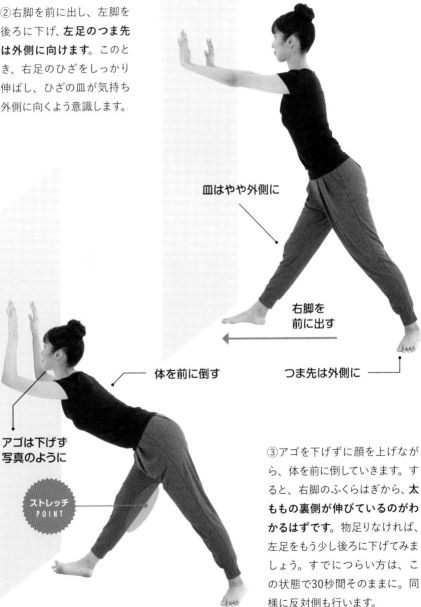

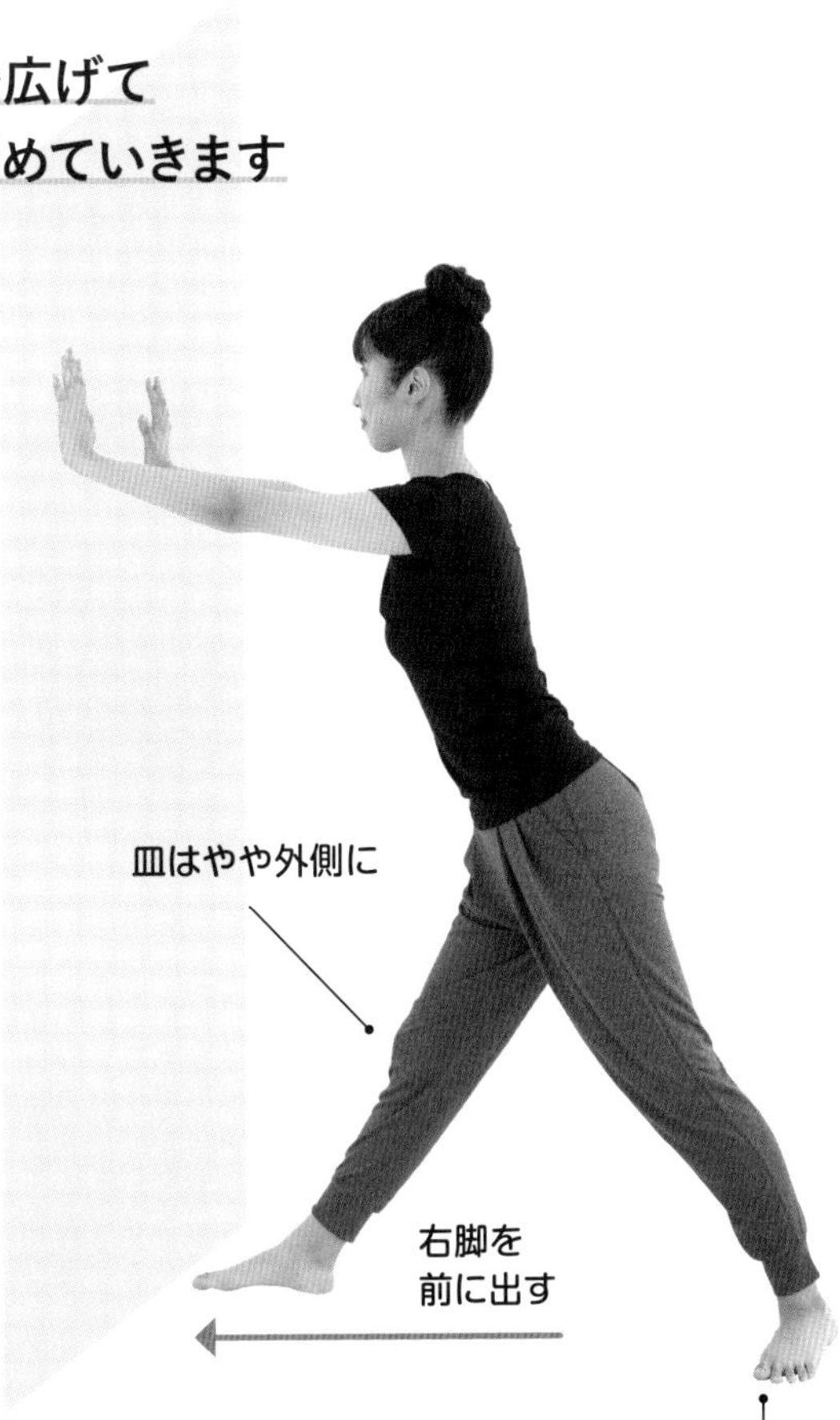
皿はやや外側に
右脚を
前に出す
つま先は外側に

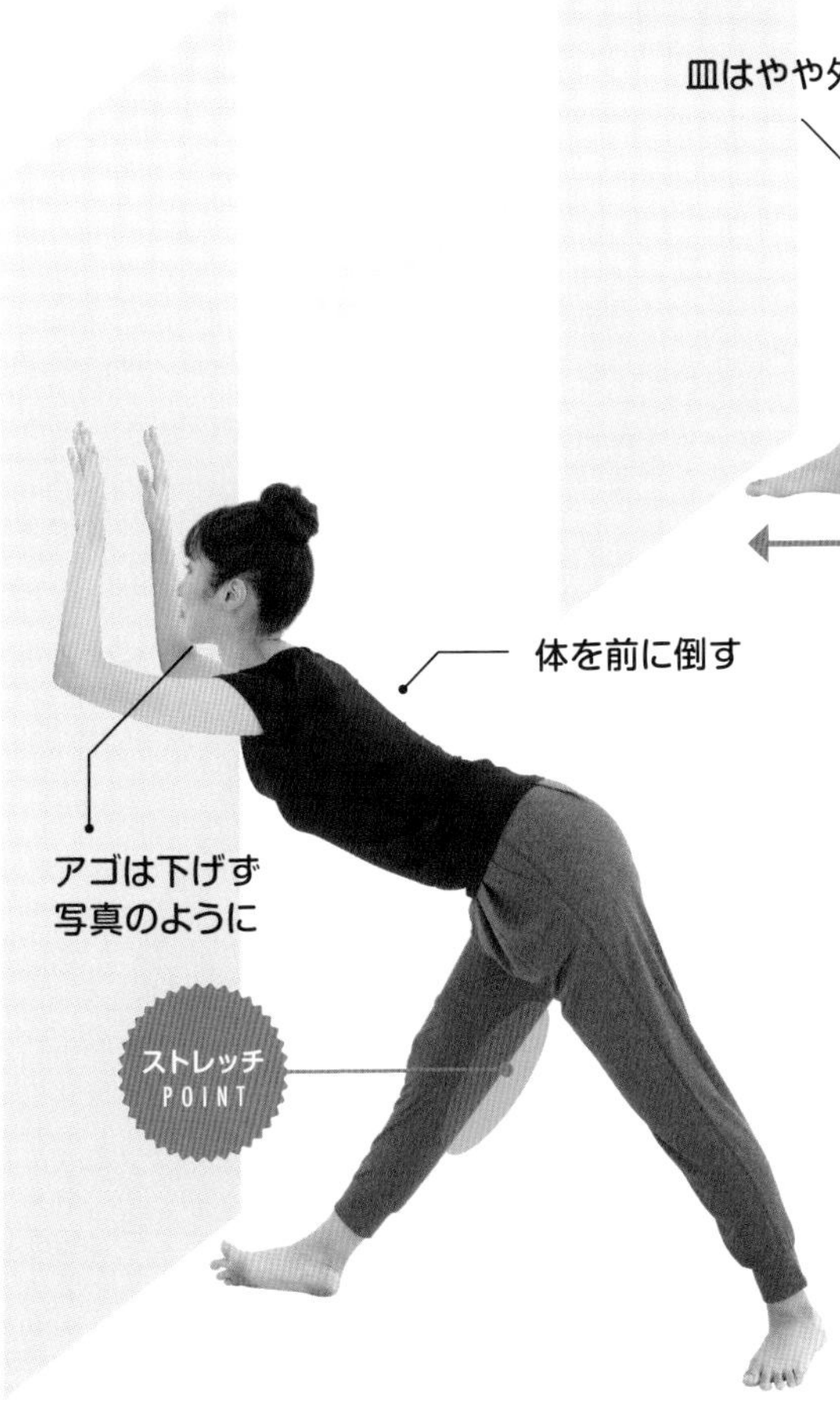
体を前に倒す
アゴは下げず
写真のように
ストレッチ
POINT

③アゴを下げずに顔を上げながら、体を前に倒していきます。すると、右脚のふくらはぎから、**太ももの裏側が伸びているのがわかるはずです**。物足りなければ、左足をもう少し後ろに下げてみましょう。すでにつらい方は、この状態で30秒間そのままに。同様に反対側も行います。

STEP 3

体にひねりを加えることで ストレッチ効果はさらに倍！

まだつらくないない人は、③の状態からお尻を右にずらし、右ひざのお皿を最大限に外側にねじります（右の足の裏の内側が少し地面から浮く程度）。さらに、両手の位置を写真のように移動させ、体を左側にひねります。

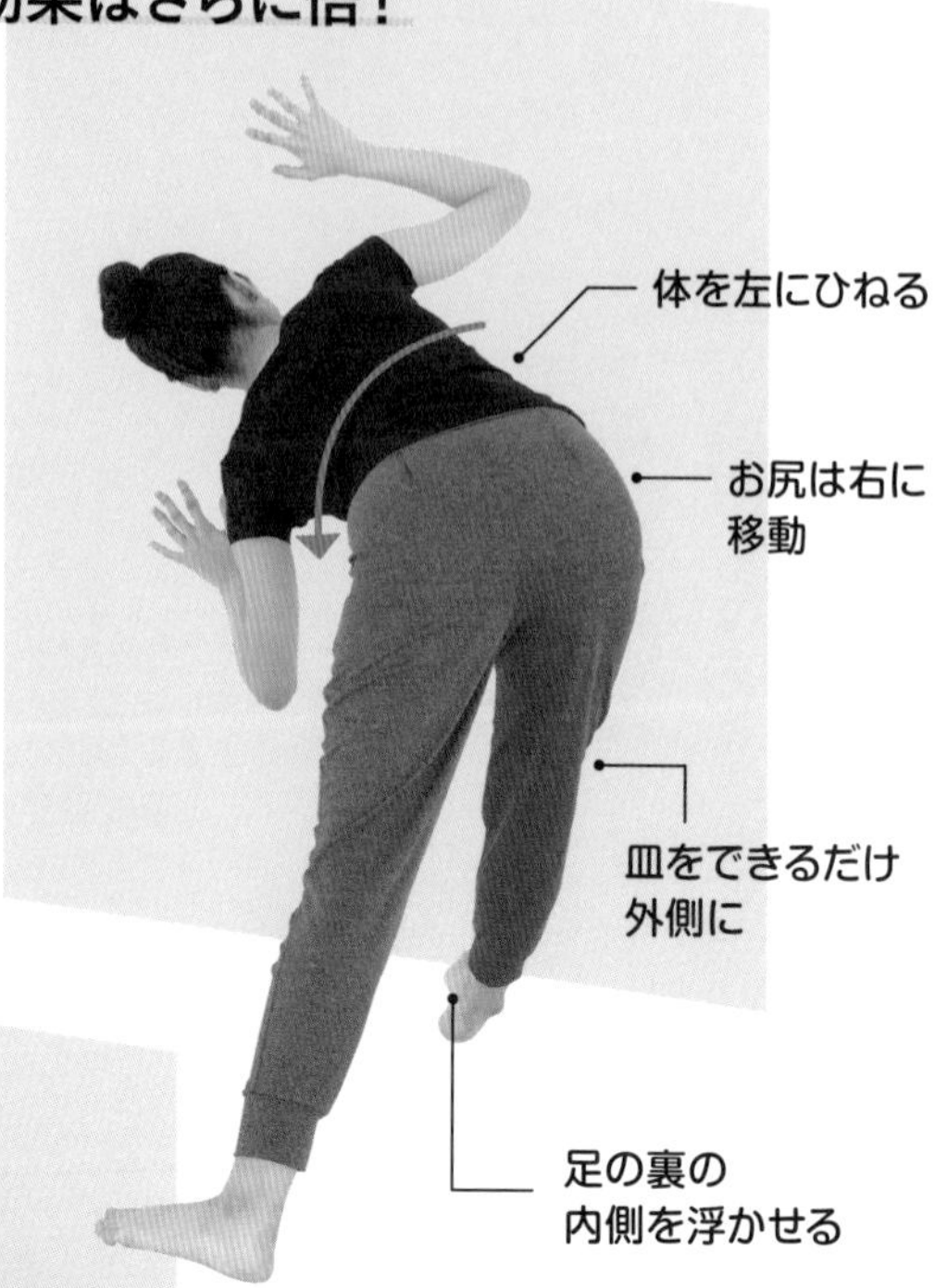
体を左にひねる
お尻は右に
移動
皿をできるだけ
外側に
足の裏の
内側を浮かせる

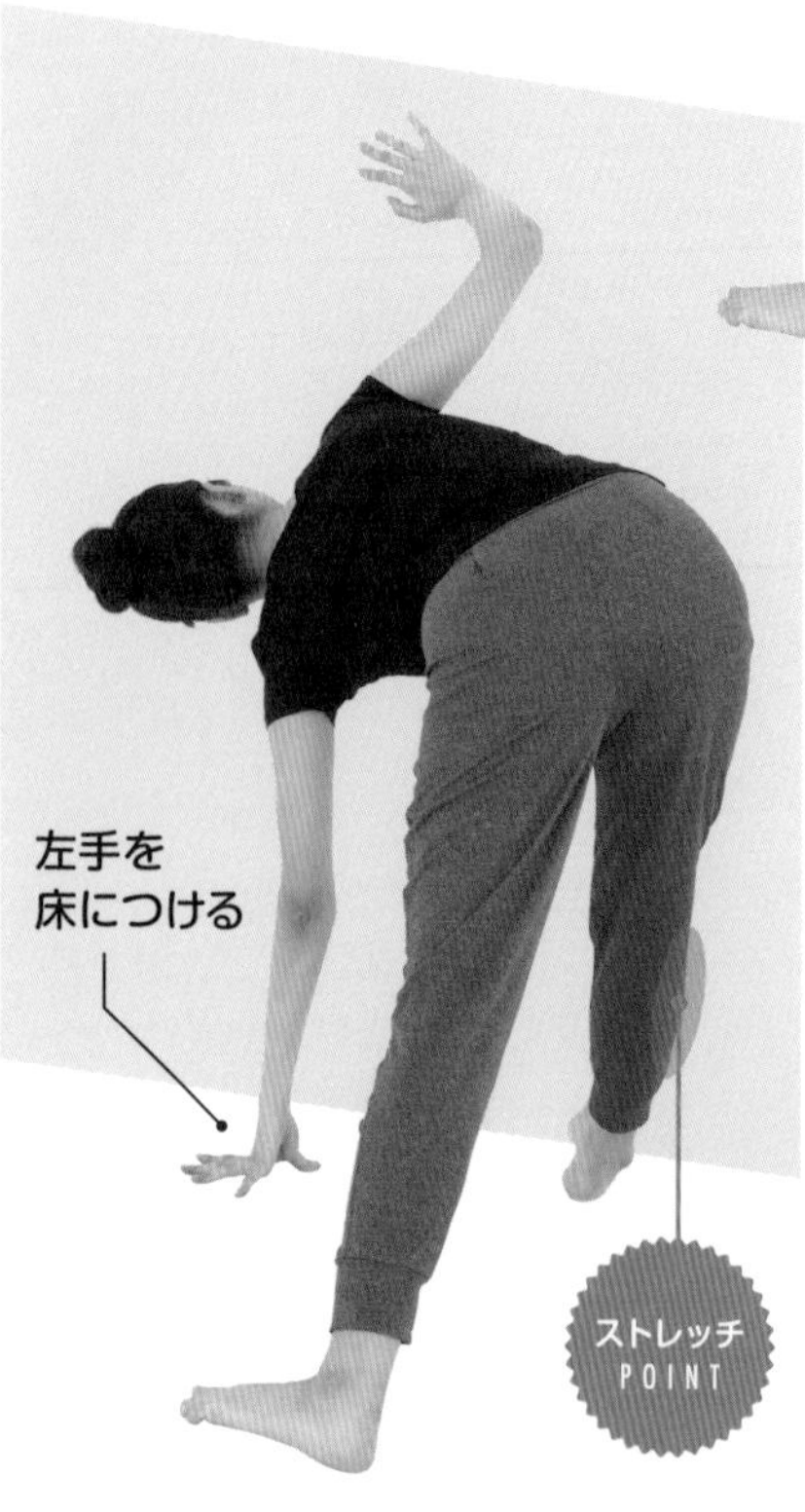
左手を
床につける
ストレッチ
POINT

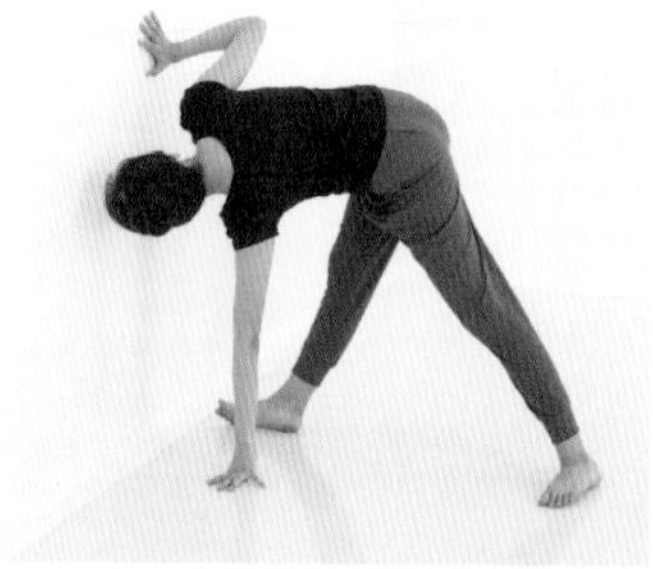

両ひざが伸びた状態のまま、左手を床につきます。左手が床につかない人は、台を置いて行うといいでしょう。この状態で30秒間そのまま。同様に反対側も行います。

第5章

正しい姿勢を手に入れる

肩や首、腰やひざといった体の痛みの原因は、一言で言えば「姿勢が悪いから」です。この章では正しい姿勢を知り、矯正する方法をご紹介していきます。正しい姿勢になれば、腰痛などに悩まされることはありません！

正しい姿勢とは？反り腰は悪い姿勢!?

ここまで、要所要所でお伝えしてきたとおり、肩や首、腰やひざといった体の痛みの原因は、**ねじれてしまっている骨盤、および股関節です。**ひと言で言えば**「姿勢が悪いから」**ということに尽きてしまいます。

それならば、改善策は簡単。姿勢を良くすればいい、ただそれだけなのですが、ことはそう単純ではありません。なぜなら、悪い姿勢は長年の習慣から来るもので、しっかりと染みついてしまっているからです。私たち専門家の間でも、悪い姿勢を改善することは、右利きの人が左利きに変えるくらい難しいと言われてます。

また、正しい姿勢を勘違いしている方も少なくありません。女性に多い「反り腰」

がいい例です。お尻を少し突き出すことで、腰がきれいなアーチを描く。一見、美しく見えるかもしれませんが、これは骨盤が前倒しに歪み、お尻が出ることで重心が後ろにずれている状態です。腰痛や肩こりのみならず、肌荒れや便秘ほか、内臓の病気など体に様々な悪影響を及しかねない悪い姿勢なのです。

反り腰の反対に「受け腰」という悪い例もあります。中年期になってくると、腰と背中を伸ばしている姿勢を保つのがつらくなり、背中が丸くなった状態が習慣化してしまいます。そこで、ひざを曲げることでごまかしながら上半身を立たせようとします。これが受け腰です。

ここで共通するのは、反り腰・受け腰、いずれもお尻が後ろに出て、体の重心が後ろにずれてしまっているという点です。姿勢を改善するためには、後ろにずれている体の重心を、中心に戻してやらなければなりません。本来、腰は前に入らなければいけないのです。

では、正しい立ち姿がどのような姿を指すのでしょうか。悪い例から良い例へと改善する形で具体的に説明しましょう。ぜひ、頭の中で状態を想像しながら読んでみてください。

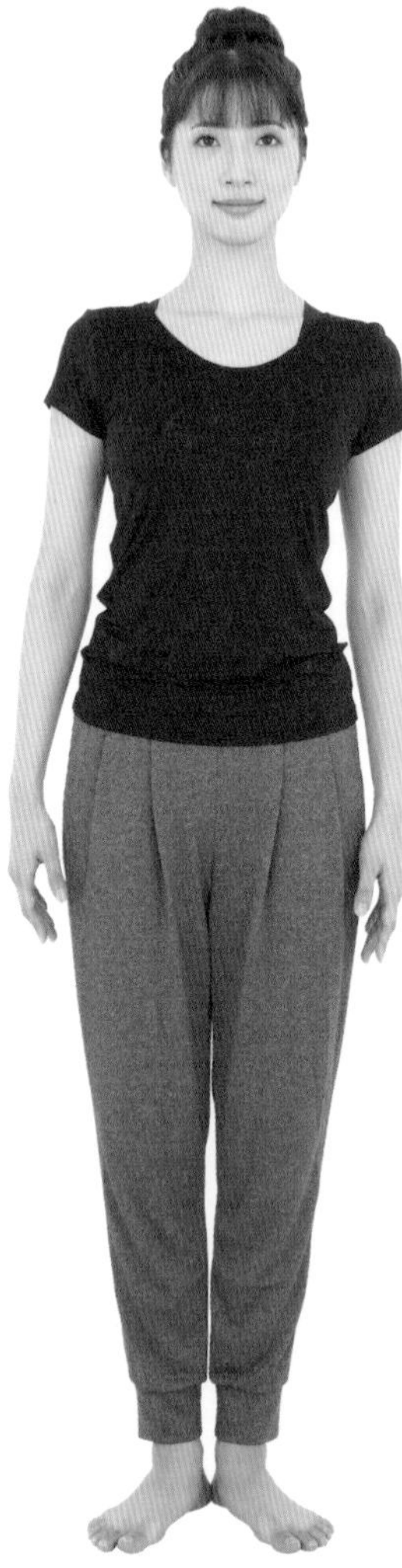

正しい立ち姿

足元は、内側に向いているつま先を左右外側に開き、かかと同士を近づけます。腰は、後ろに突き出ているお尻を、恥骨を少し押し出すような感覚で前に入れます。すると、自然とお腹とお尻に力が入ります。これが、骨盤が正しく立っている状態です。

ここで、両腕の手の平を外側に向けるように手首を回転させてみます。すると、肩甲骨が下がり、前に縮こまっていた胸が開きます。同時に頭を引っ張り上げられるような意識で背伸びをすると、前に落ちていた頭がすっと上がり、まっすぐに立つことができます。いって見れば、下半身にできた棒に、上半身にできた棒がバランス良く乗っている感覚でしょうか。

百聞は一見に如かず。文字で読むよりも、実際に体験していただければ、ご納得いただけるはずです。次のページから悪い姿勢の典型的な例と正しい姿勢に戻すためのリセット方法をご紹介します。正しい立ち姿勢、正しい座り姿勢、正しい歩き姿勢を体にしっかり覚えさせましょう。

そして、正しい姿勢を取り戻し、マイナスだった状況をゼロに戻すためには、**①腰のストレッチで骨盤がしっかり立つよう改善し（50ページ～）②胸、わき、前腕の筋肉をほぐして肩甲骨が本来の動きを取り戻すようケア（58ページ～）。そして、③足のストレッチでひざが内側に入った〝ニーイン〟の状態を改善する（74ページ～）**という、一連のストレッチが必要だということを忘れてはいけません。そうしてアウターマッスルを緩めた後にインナーマッスルを効かせれば、体の状態をマイナスからゼロ、ゼロからプラスに転じさせることが可能です。

短期間、ストレッチをしたことで痛みが楽になったとしても、元の悪い姿勢に戻ってしまえば痛みはぶり返します。正しい姿勢を意識しながらストレッチを習慣にして、無意識でも正しい姿勢がとれるよう、頑張ってみてください。

あなたの姿勢は大丈夫？ 体の構造から正しい姿勢を知る

正しい姿勢には、上半身と下半身にそれぞれポイントがあります。まずはそのポイントを理解することから始めましょう。

悪い姿勢　猫背、内股は悪い姿勢の典型的な例

まずは上半身の悪い例です。腕を内側にひねり、手の甲が体に向けると、自然に胸が縮こまり猫背になります。人は普段の生活で前腕を酷使するため、ケアしないと猫背になってしまうのです。

猫背や内股だと、深呼吸、体の屈伸、胸を張ることができず、腰も反ってしまい痛みを感じます。

上半身が猫背は×

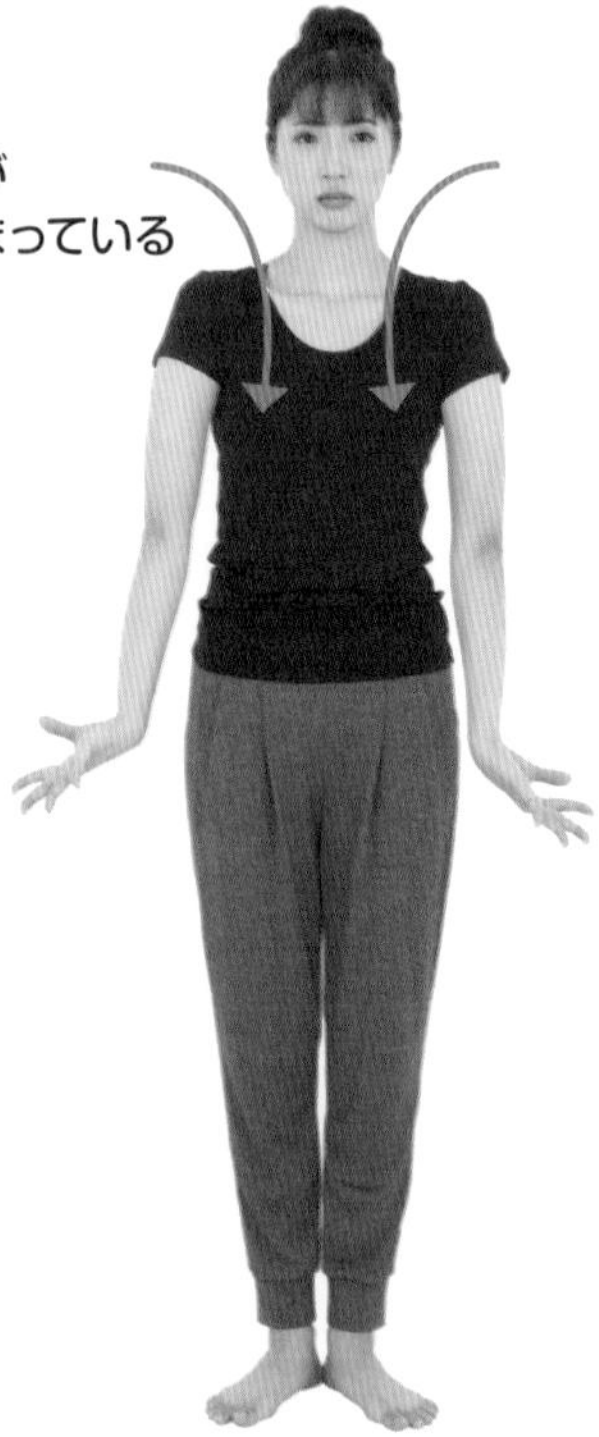

胸が縮まっている

下半身が内股は×

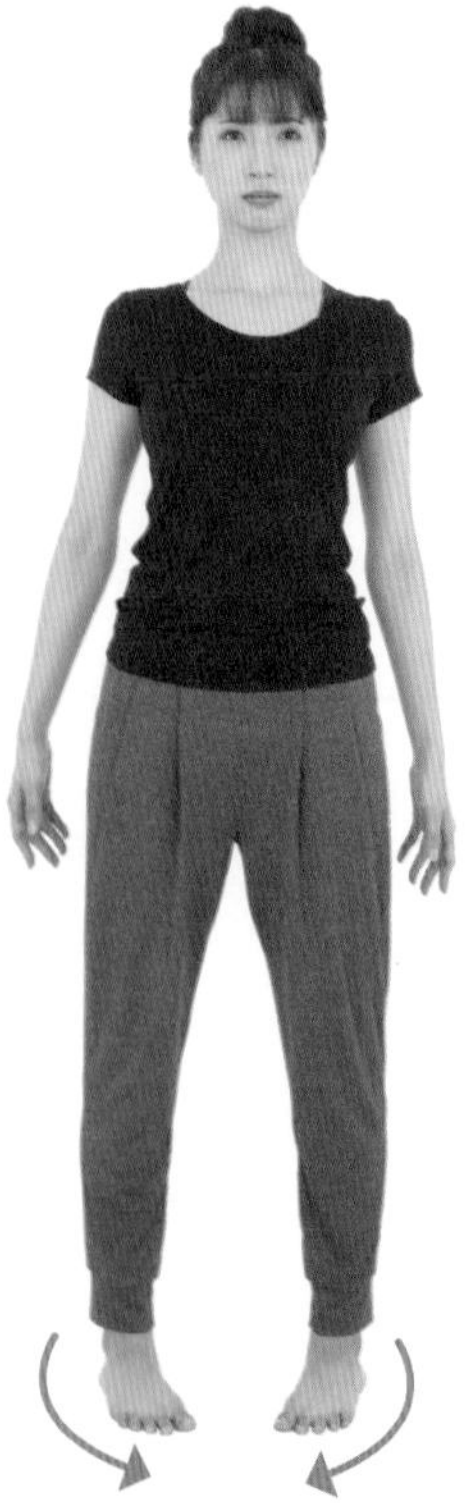

両足のつま先が内側に入っている

下半身の悪い例は、内股で両方のつま先が中に向いている姿勢。この状態ではお尻が後ろに出て、反り腰になり、骨盤がロックされてしまうため正しい姿勢がとれず、背筋を正そうとし、反り腰になるのです。

正しい姿勢　つま先が外を向き胸が開いている

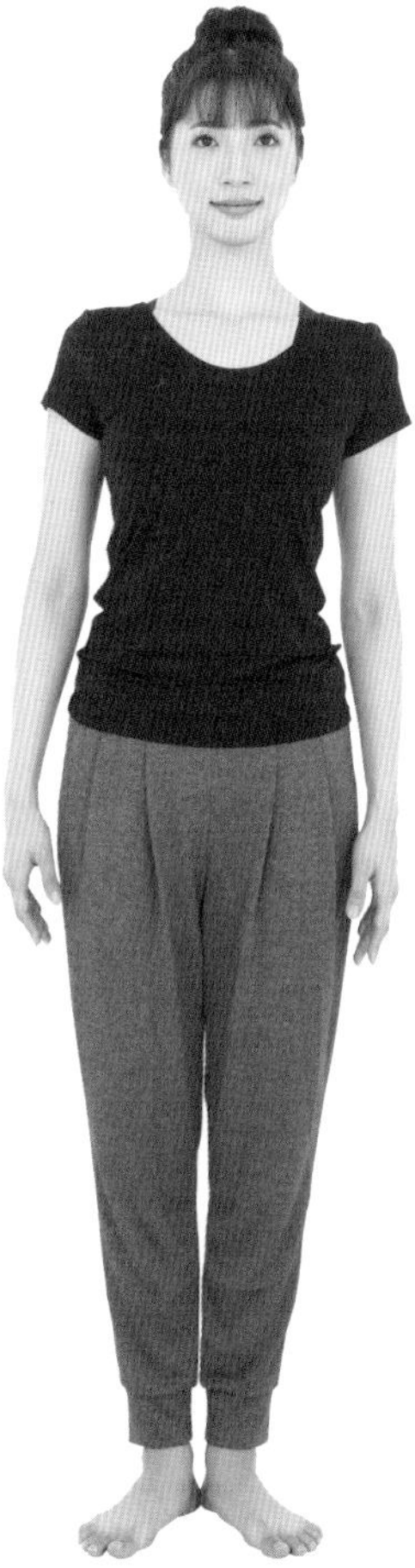

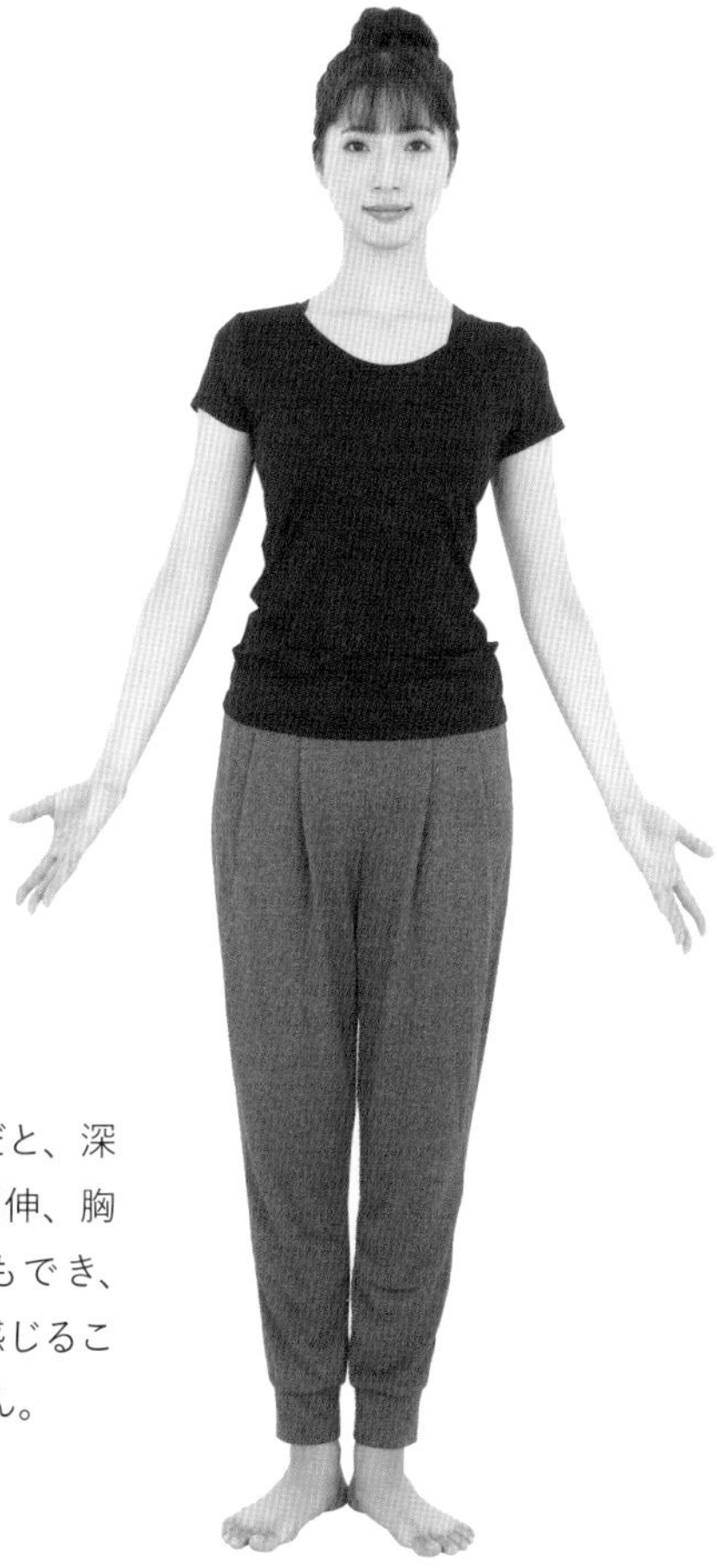

正しい姿勢だと、深呼吸、体の屈伸、胸を張ることもでき、腰に痛みを感じることもありません。

下半身の正しい姿勢

正しい姿勢の下半身におけるポイントは**両方のつま先が外を向いているこ**と。内股のときと違い、お尻が締まって骨盤が立つことで腰が乗るようになり、まっすぐ立つことができます。

上半身の正しい姿勢

正しい姿勢の上半身におけるポイントは**胸が開いていること**。試しに、両手の手の平を外側に開いた状態で背筋を正してみてください。とても楽に背筋が伸びるはずです。

正しい立ち姿勢を つま先立ちで感覚的につかむ

背筋を伸ばすと、姿勢を維持するのがつらい。それは姿勢が悪い証拠です。つま先立ちすれば正しい姿勢が感覚的につかめます。

CHECK 1 反り腰になっている人はつま先立ちができない？

①少しお尻が後ろに下がっている反り腰の状態でつま先立ちをすると……。

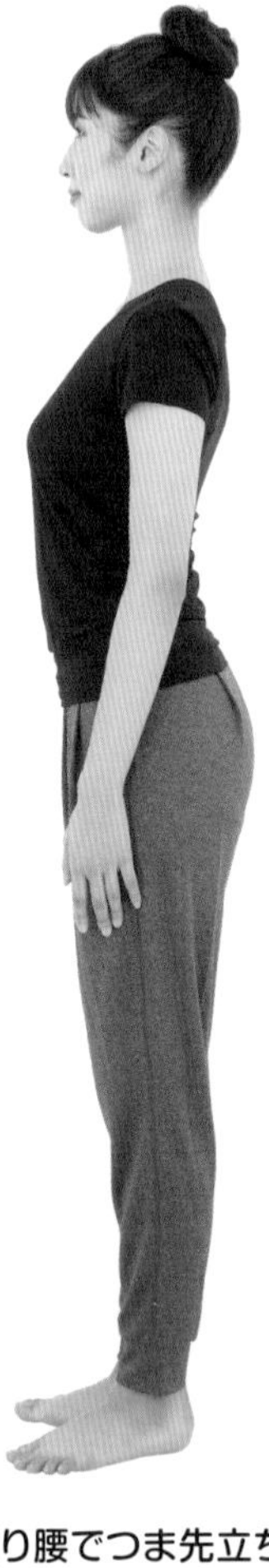

反り腰でつま先立ちすると……

バランスを崩す

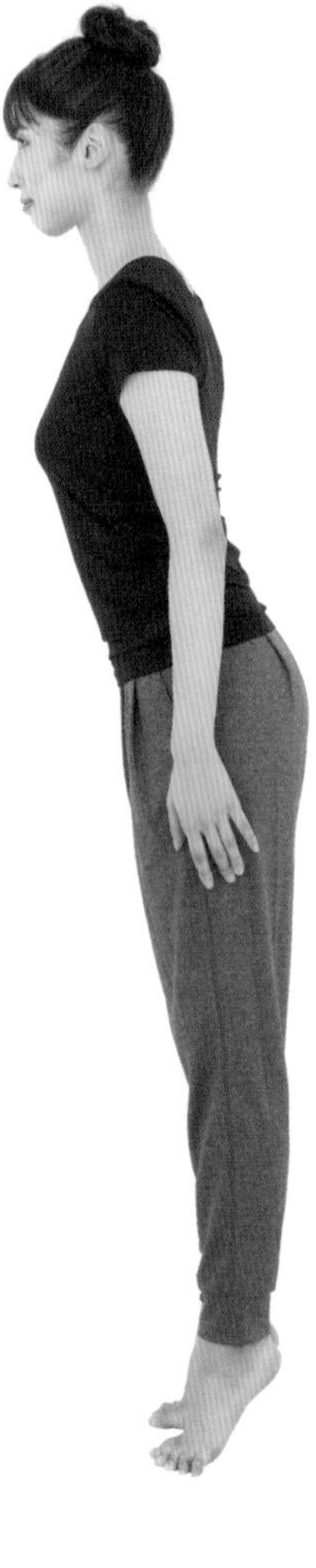

②骨盤と腰のコンビネーションが働かないため、バランスが崩れてピタッと体を静止させることができません。

CHECK 2 正しい姿勢ならつま先立ちしてもグラグラせずピタッと静止する

①左右のかかとを近づけ、つま先が広がった状態で立つことでお尻が締まり、反り腰が解消されます。その状態で、体が上に引っ張られるようなイメージでつま先立ちすると、バランスが取れ、ピタッと静止することができるはずです。

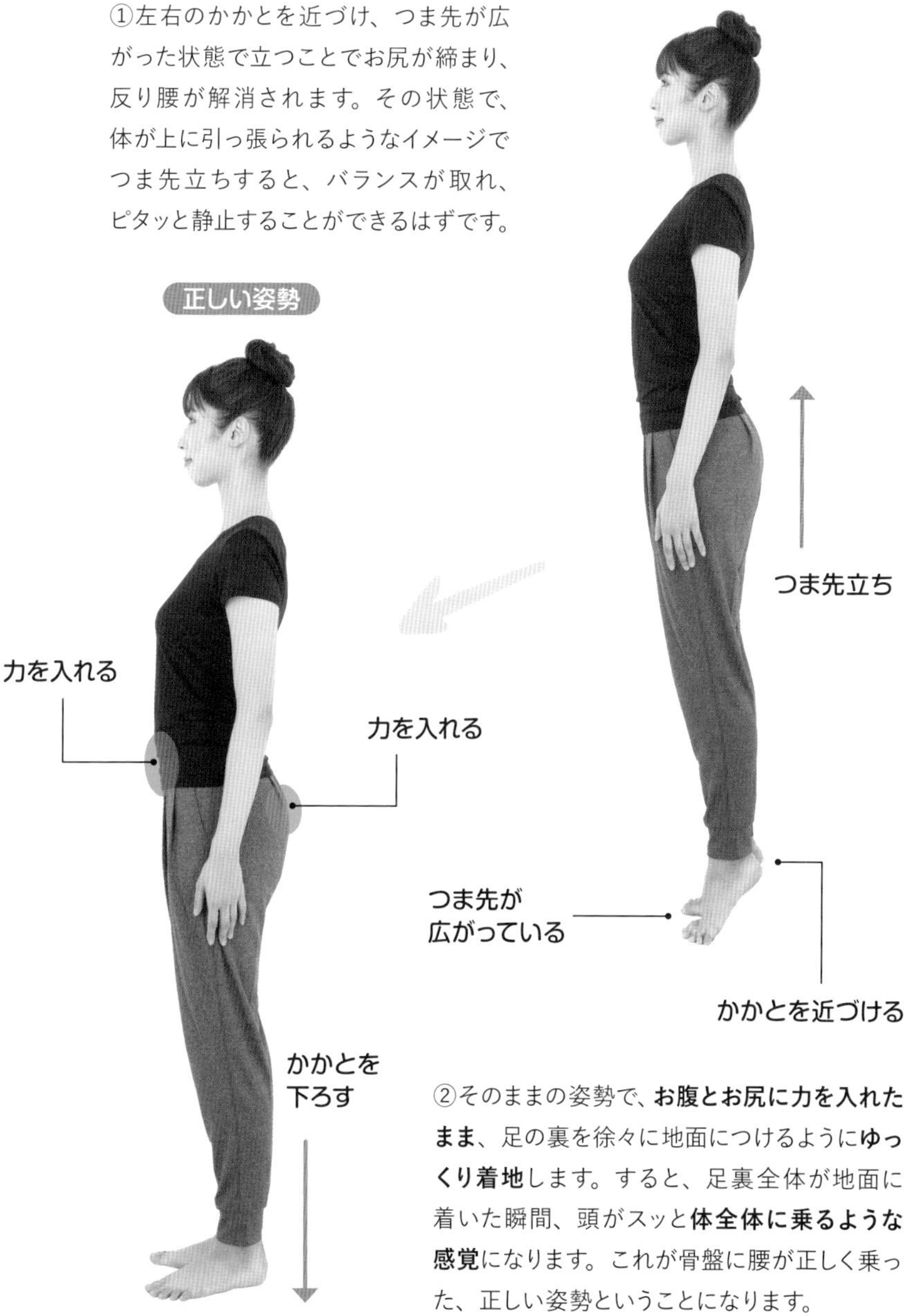
正しい姿勢
力を入れる
力を入れる
かかとを
下ろす
つま先立ち
つま先が
広がっている
かかとを近づける

②そのままの姿勢で、**お腹とお尻に力を入れたまま**、足の裏を徐々に地面につけるように**ゆっくり着地**します。すると、足裏全体が地面に着いた瞬間、頭がスッと**体全体に乗るような感覚**になります。これが骨盤に腰が正しく乗った、正しい姿勢ということになります。

あなたの座り姿勢は大丈夫？ 正しい座り方を理解する

長時間のデスクワークなどで、気がついたら猫背になっているという方は多いはず。正しい座り姿勢を身につけましょう。

正しい座り姿勢

イスに深く腰掛けて腰から背中の隙間にクッションを入れる

①まずは、足がきちんと床に着くようイスの高さを調節し、座面に**深く腰掛けます。**

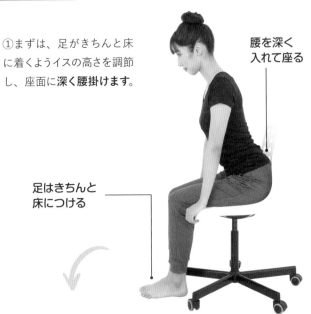

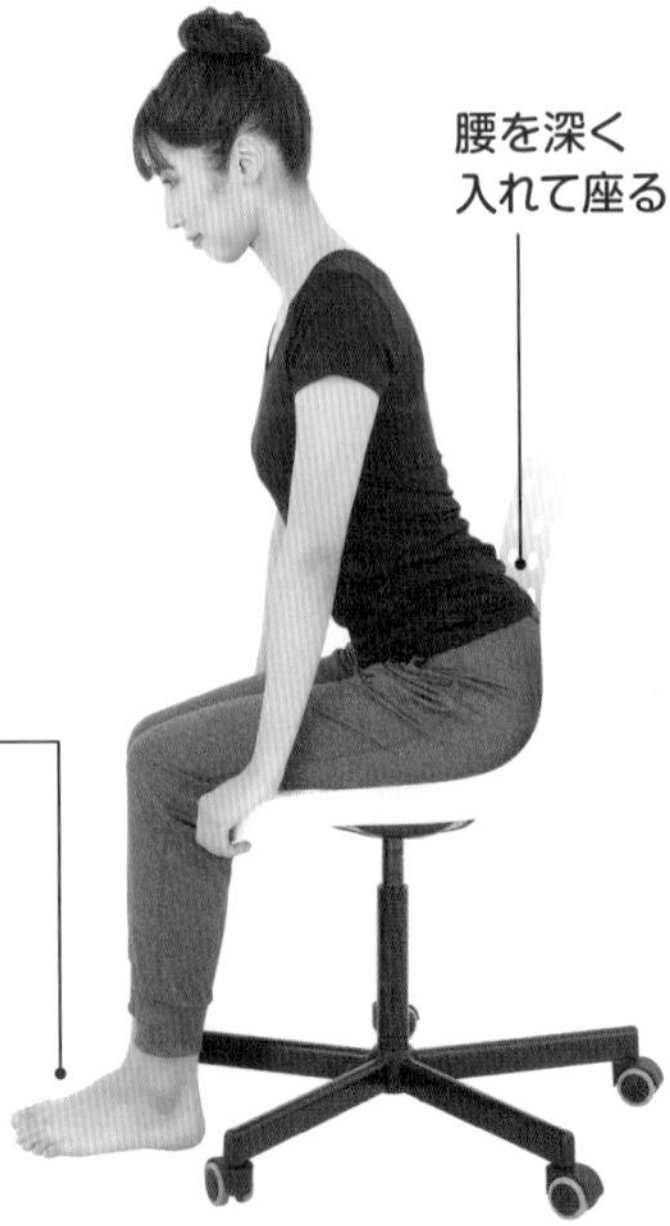
腰を深く
入れて座る
足はきちんと
床につける

正しい姿勢

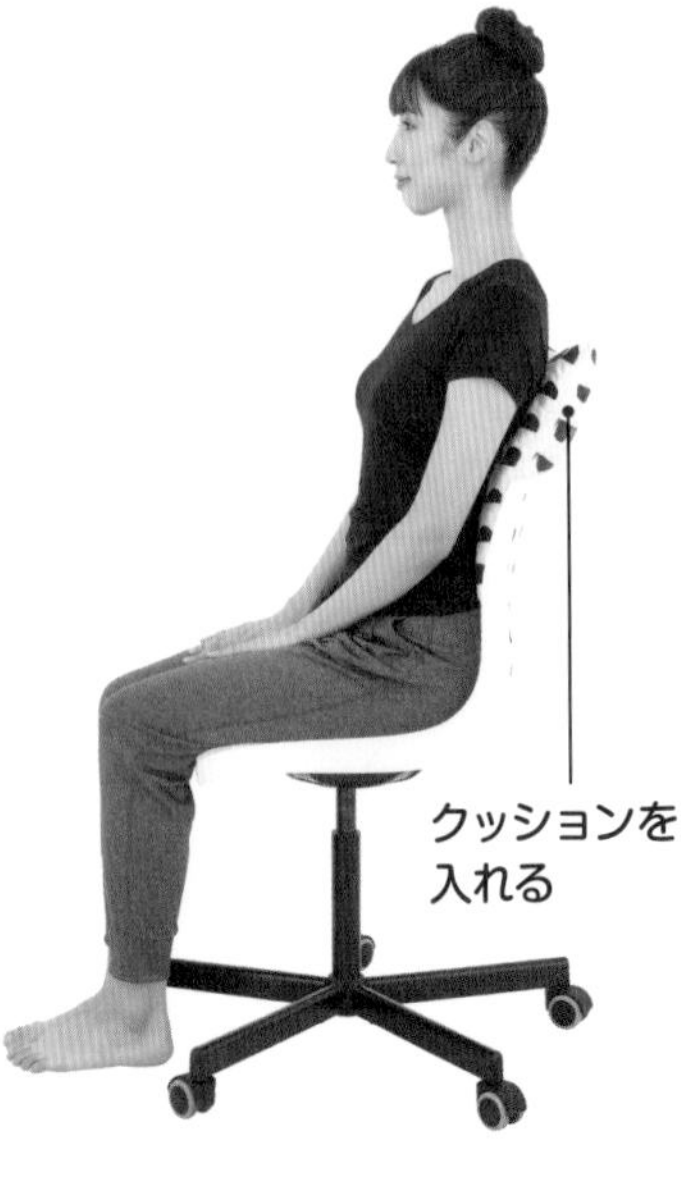

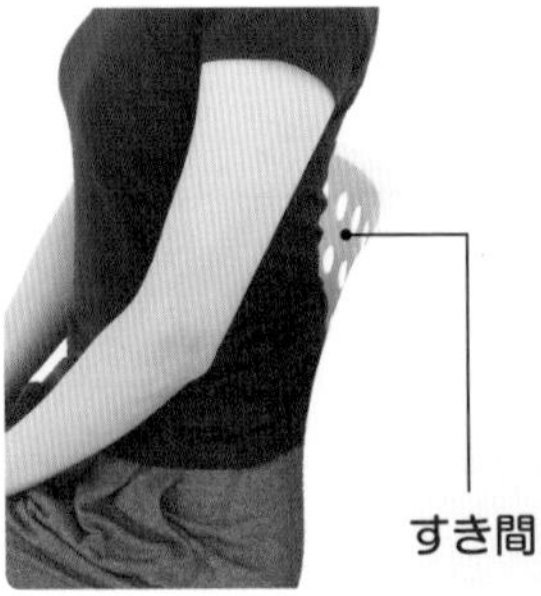

②背筋を伸ばすと、背もたれと背中の間にすき間ができますので、そこを埋めるようにクッション、または畳んで厚みを持たせたタオルなどを入れて座ります。この状態が、骨盤が立った正しい座り姿勢です。

悪い座り姿勢

浅く座っていると猫背になってしまう!

①姿勢良く座ってくださいと言うと、浅く座って背筋を伸ばす方が多いですが……。

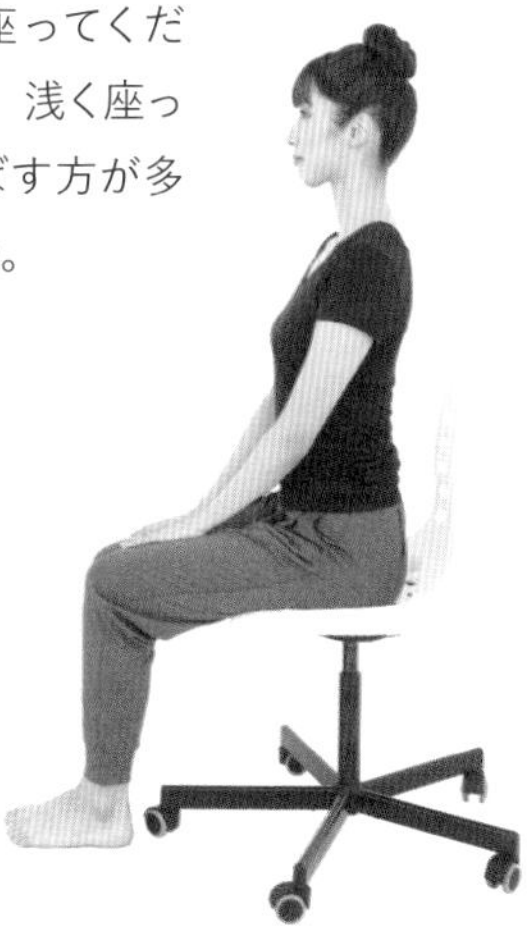

②疲れと共にアゴが前に出て、肩が前に落ちた**猫背の姿勢に**なってしまいます。

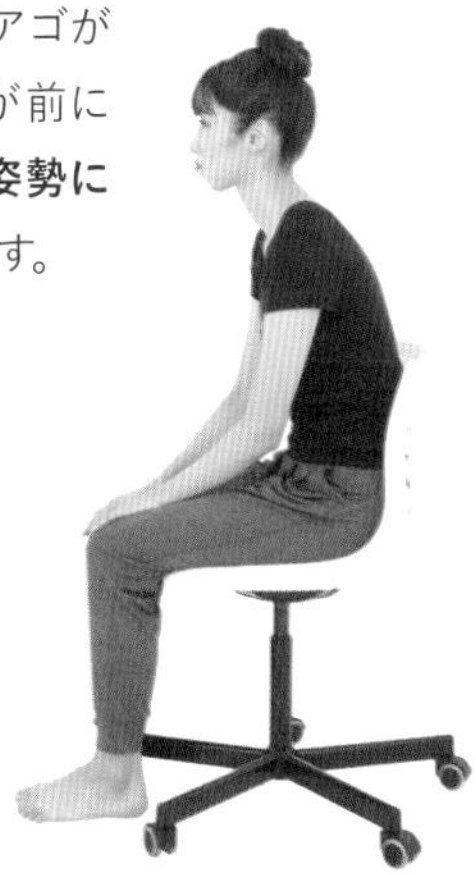

③**脚が組めるということは、骨盤が後ろに倒れている状態**で、座り姿勢が正しくない証拠です。

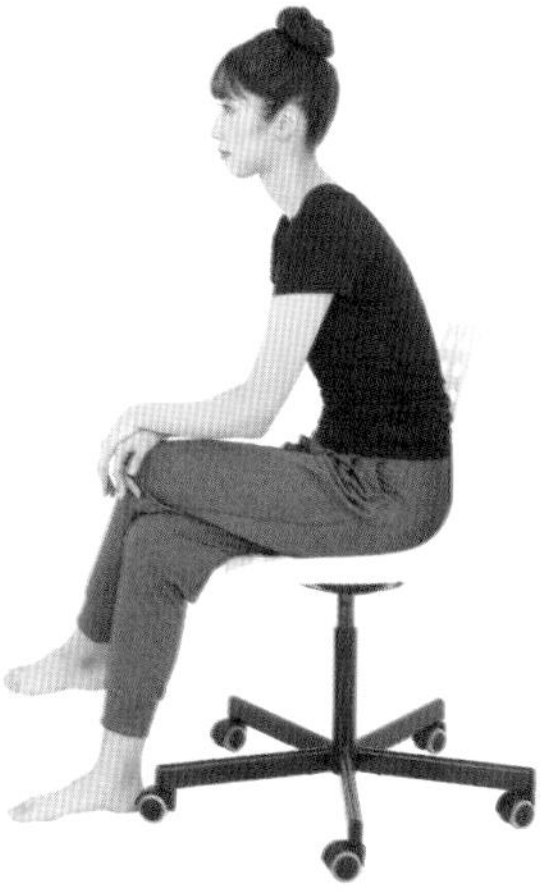

正しい姿勢

正しい姿勢で座ると、脚は組めません。

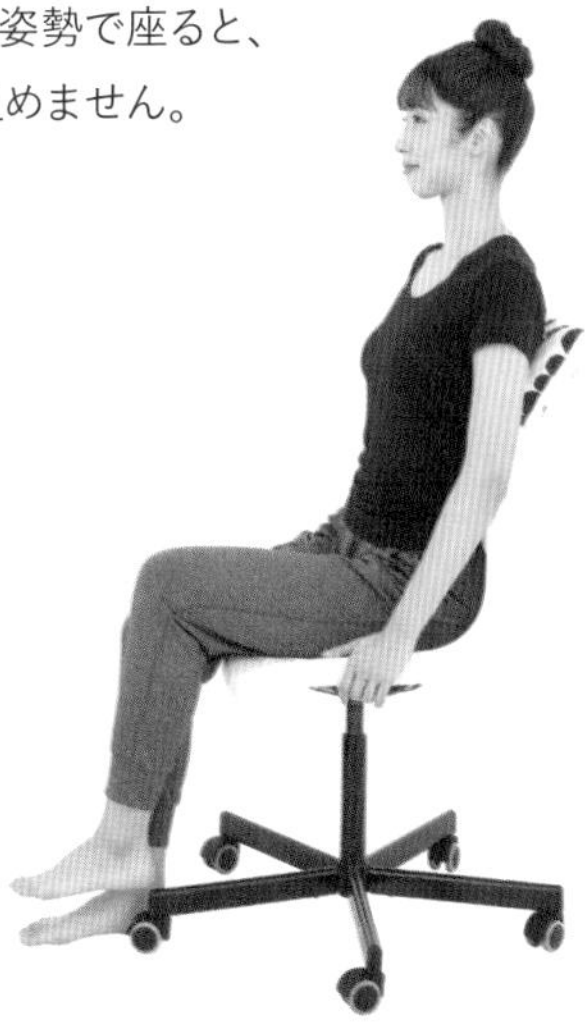

正しい立ち姿勢からの正しい歩き姿勢へ

歩き方が悪いと見た目も悪く腰痛の原因にもなってしまいます。正しい立ち姿勢を基本にした正しい歩き姿勢を知りましょう。

STEP 1

正しい歩き方のトレーニング法 自分の手で仙骨《せんこつ》を補助する

①手を後ろに回し、手の平で仙骨を押さえます。仙骨とは、背骨と骨盤を繋いでいる骨です。この部分を自分で押さえることで、重心が後ろにずれず、頭が前に出ることも防ぐことができます。

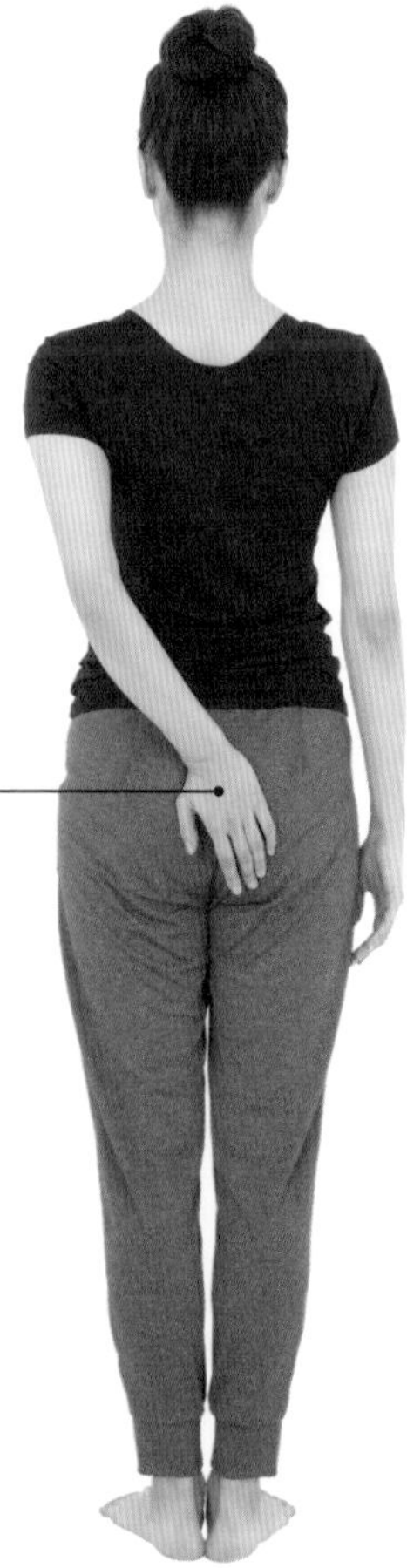

手でこのあたり（仙骨）を押さえる

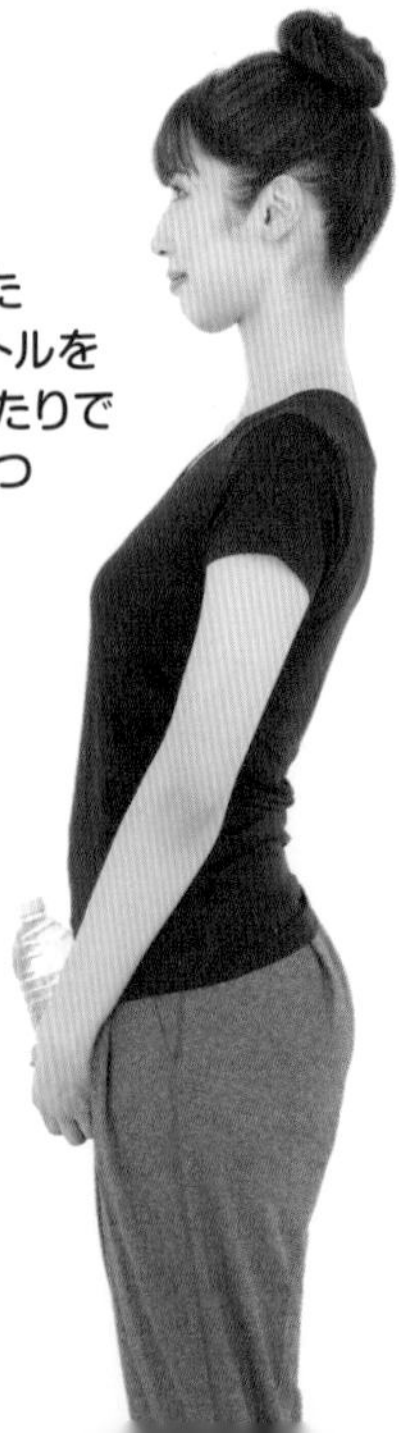

水の入ったペットボトルをお腹のあたりで両手で持つ

腰から先に歩くイメージが湧かない人は、お腹にある程度重みのあるペットボトルなどを両手で持ち、それを恥骨で支えながら歩いてみましょう。恥骨が前に出ることで自然とお尻が締まり、腰から先に歩く感覚がつかめるはずです。

STEP 2

常に重心を意識しながら歩き正しい歩き姿勢を習慣にする

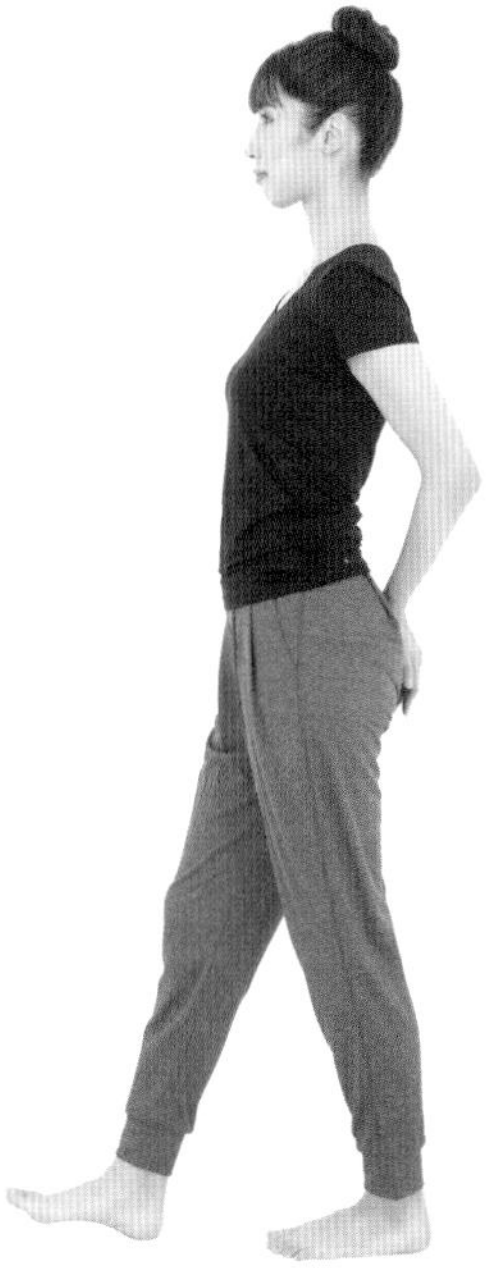

②仙骨を押さえながら歩いてみましょう。歩くときのイメージは、頭や足が先に出るのではなく、**腰から先に進む感じ**です。

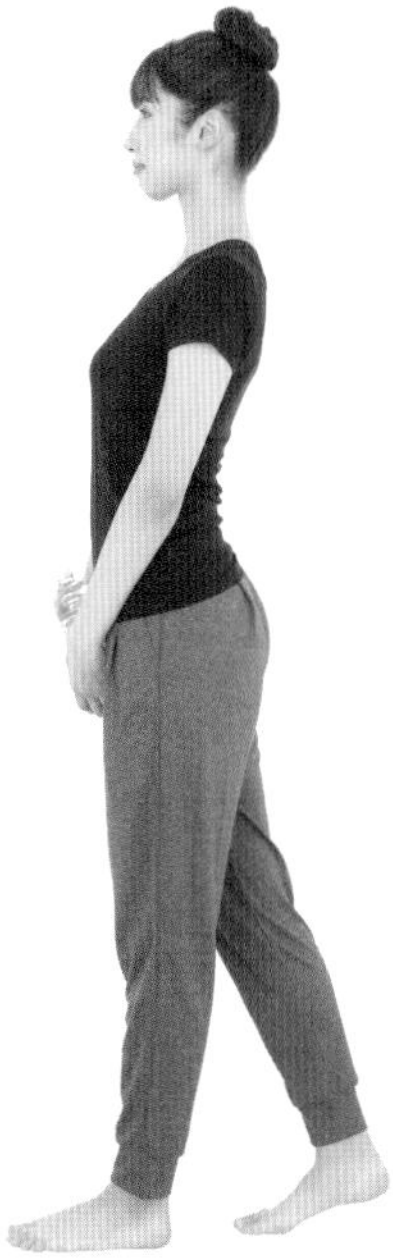

③仙骨を押える代わりに、ペットボトルを恥骨で支えながら歩いてみます。

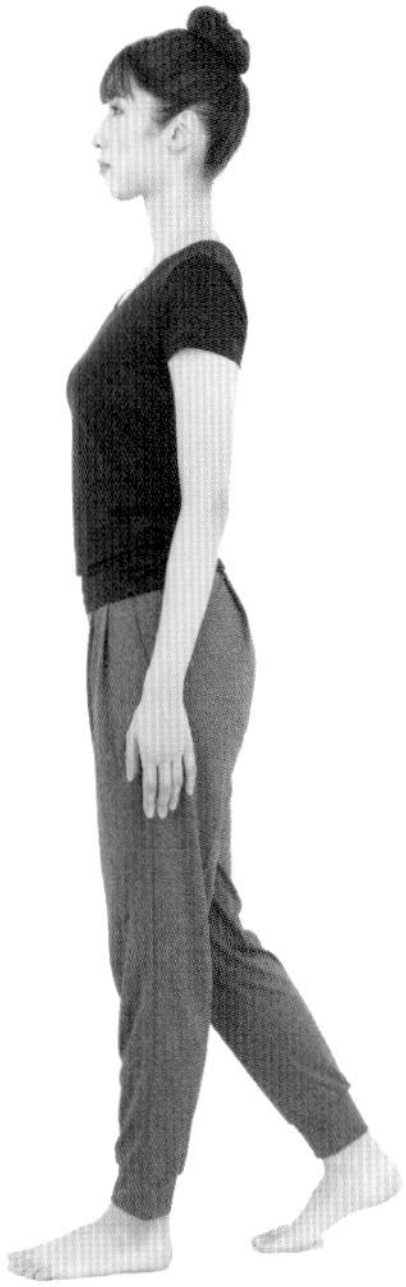

④慣れてきたら、手を下ろして歩きます。最初のうちは頭が後ろに反るような感覚があるかもしれませんが、これが正しい歩き姿勢になります。

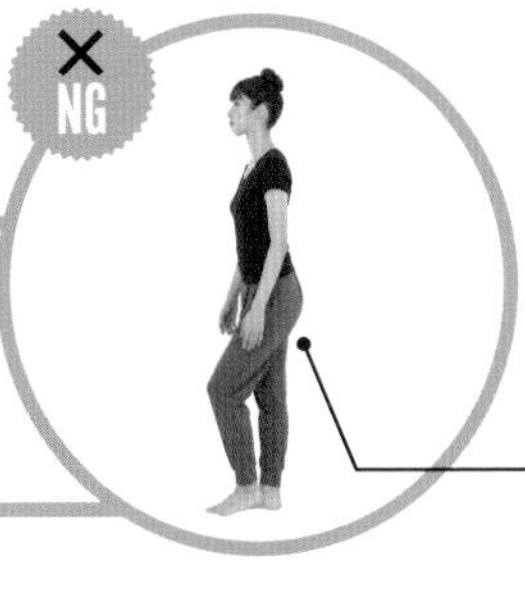

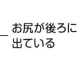

頭が前に出て、お尻が後ろにずれた状態はダメです。疲れやすく、腰痛の原因にもなってしまいます。

30秒エア縄跳び&足踏みで体幹を鍛えるトレーニング

エア縄跳びや足踏みは、重心をキープするために必要なインナーマッスルに有効的な体幹トレーニング方法です。

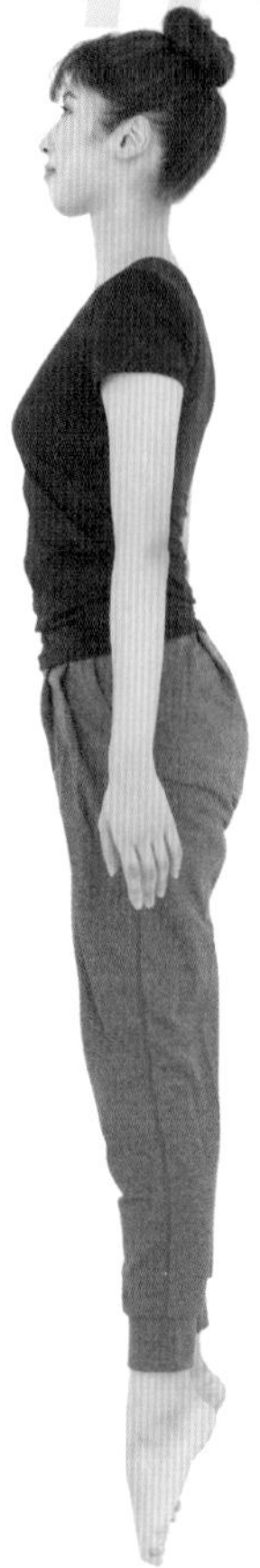

足踏み

同じくお腹とお尻に力を入れて意識を集中し、その場で30秒間足踏みするだけ。これで体に軸が入ります。

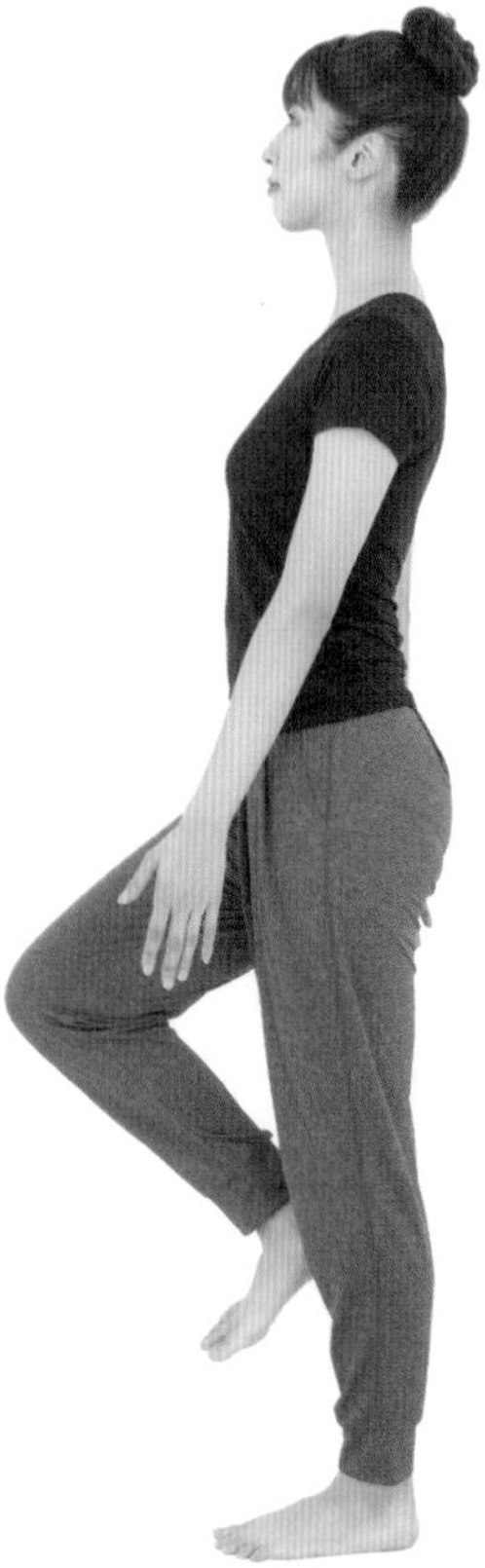

エア縄跳び

お腹とお尻に力を入れて意識を集中し、その場で30秒間エア縄跳び。ジャンプする位置がずれなければ、重心が整っている証拠です。

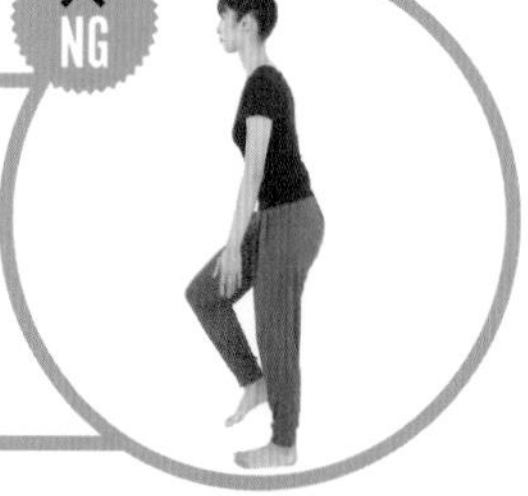

頭が前に出て、お尻が後ろにずれた状態で足踏みしても、体に軸は作れません。足踏みするうちに立ち位置がずれていきます。

良い姿勢を保つためのエクササイズ

インナーマッスルを効果的に鍛えるエクササイズです。O脚改善だけでなく、重心を正しい位置で保つ筋肉も鍛えられます。

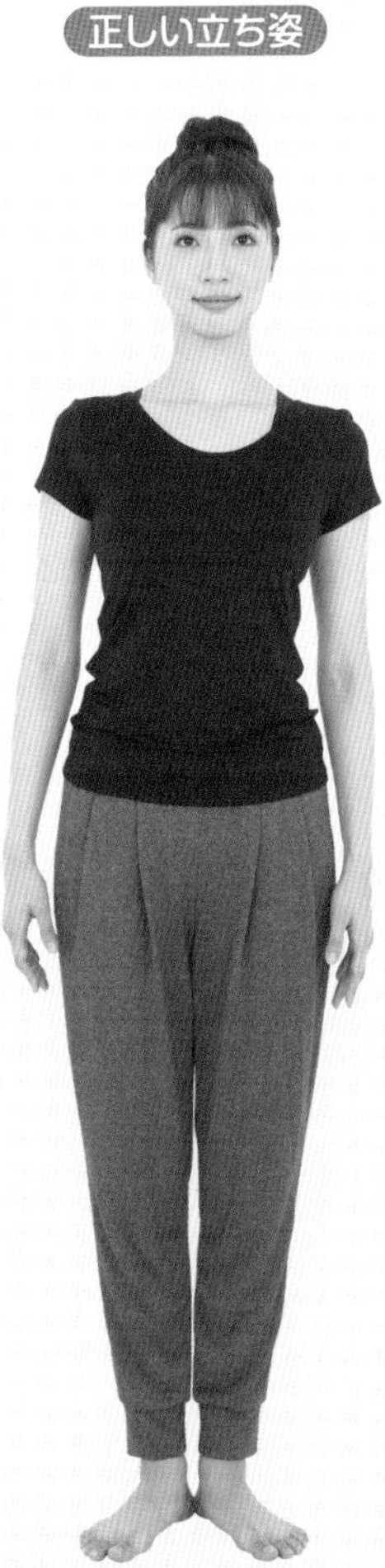

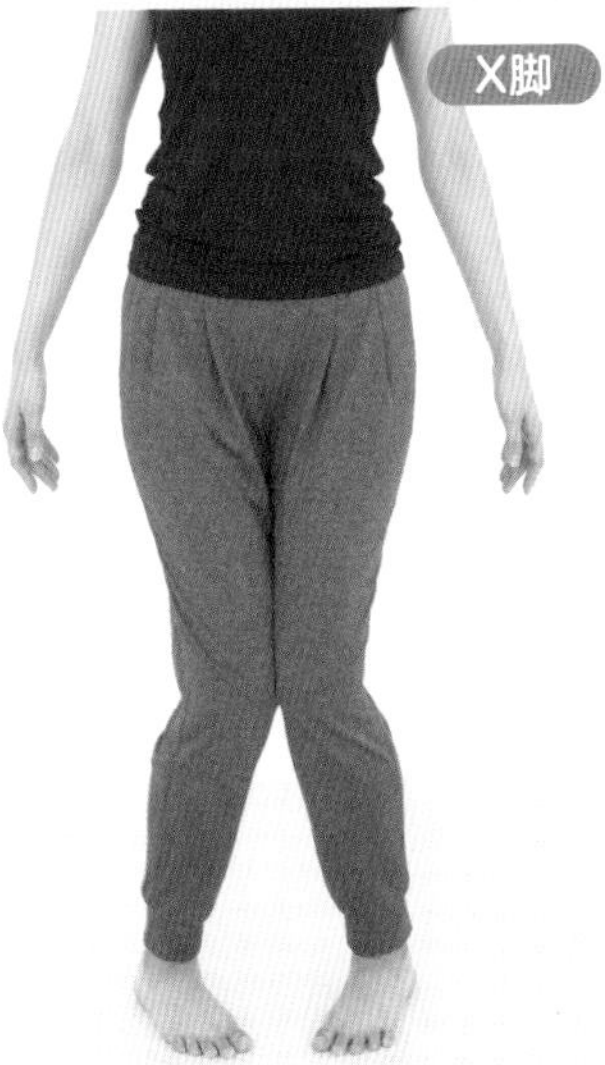

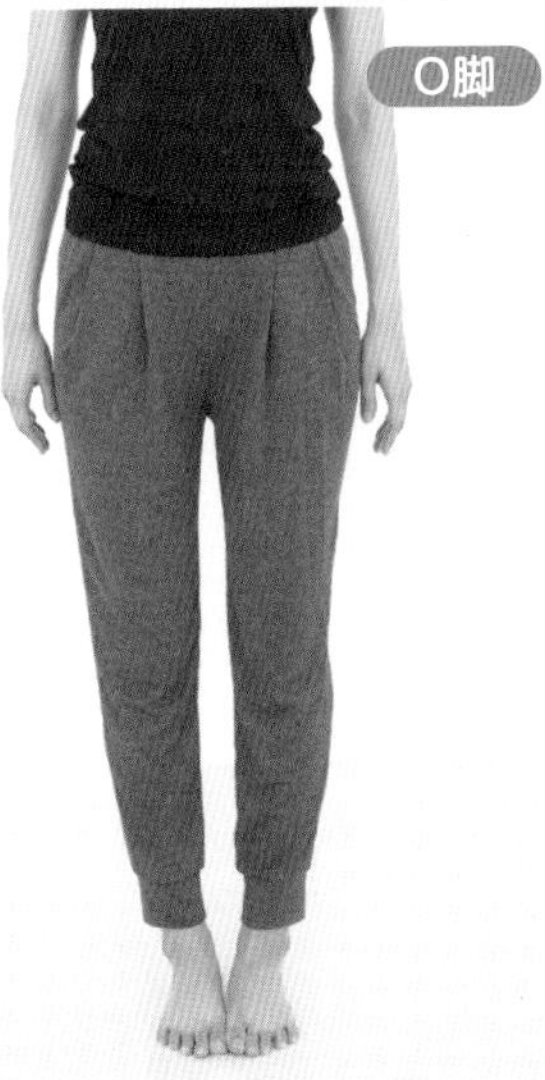

O脚は骨盤の重心を前に戻し、つま先を開いて立つ正しい姿勢で改善。X脚改善には、さらにひざのストレッチ（74ページ～）を加えます。

STEP 1 左右のつま先を外側に向け かかとを重ねて脚を伸ばす

①右足を前に出してつま先を外側に向け、そのかかとの後ろに、同じくつま先を外側に向けた左足にかかとを重ねて立ちます

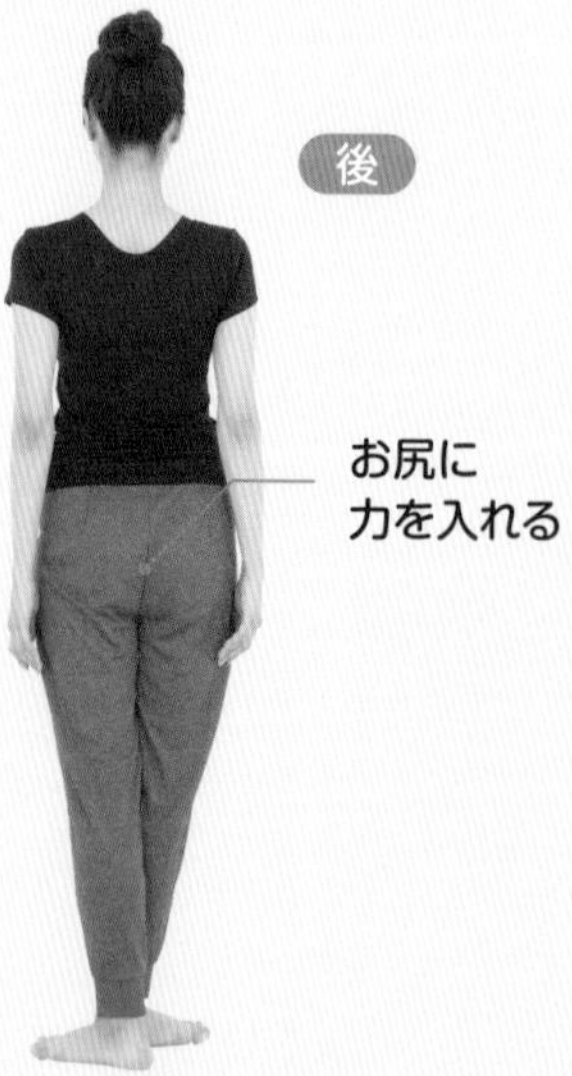

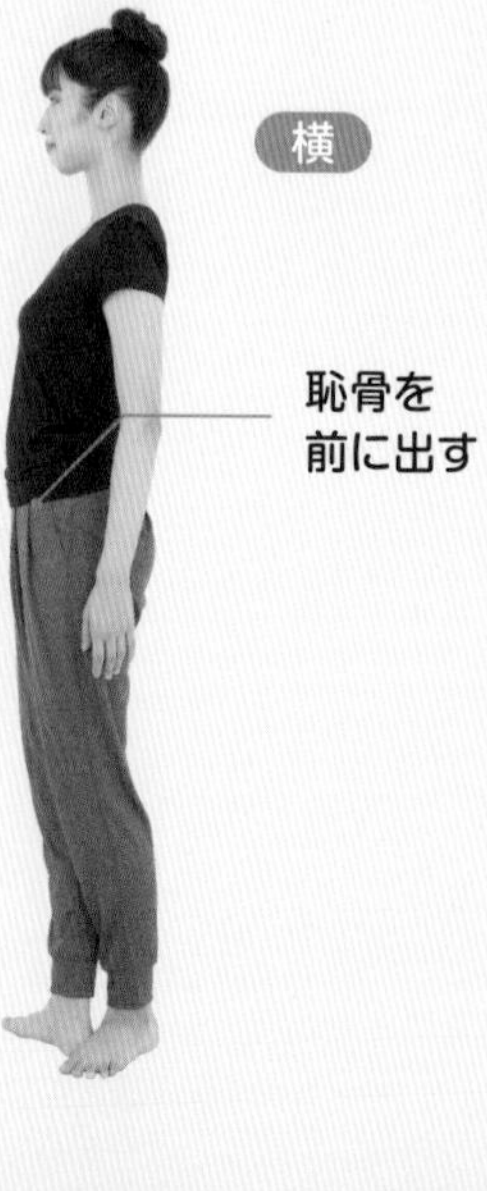

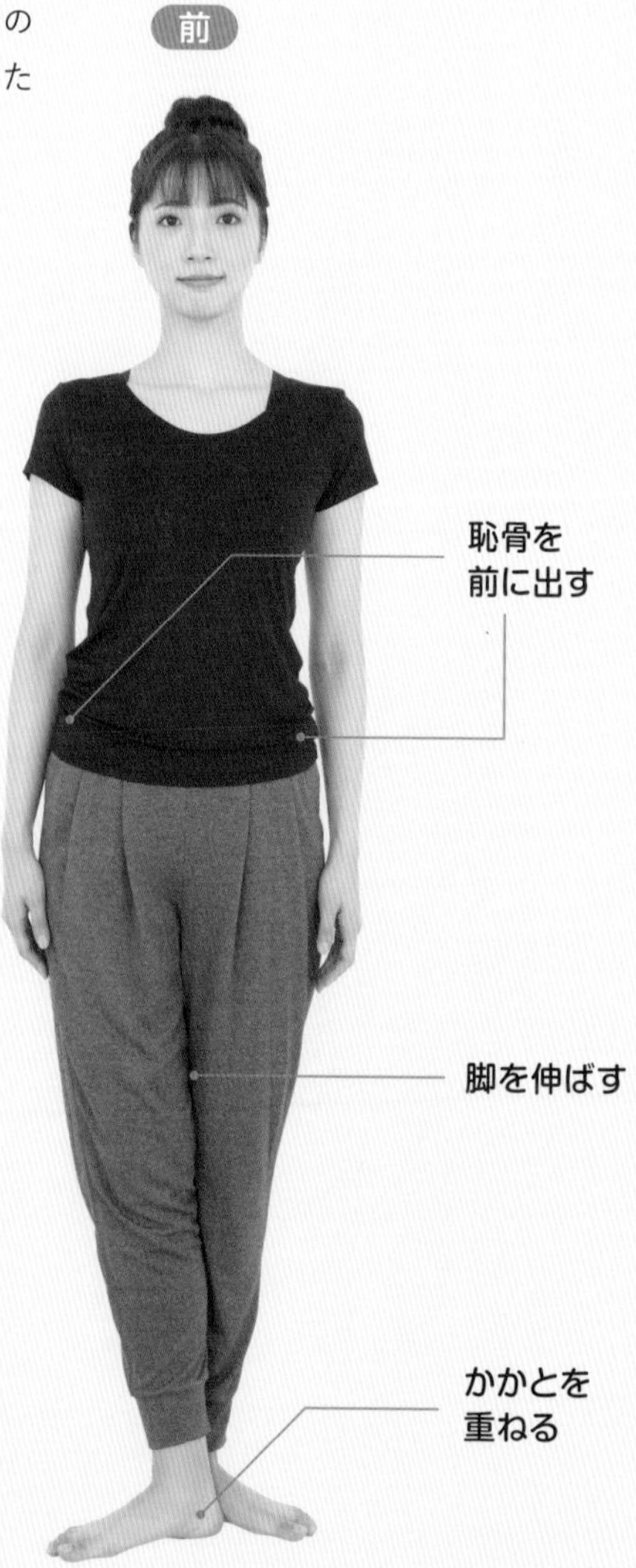

②内股に力を入れて、恥骨を前に出し、同時にお尻に力を入れて肛門を締め、10秒間キープします。

STEP 2 ひざを曲げて屈伸運動

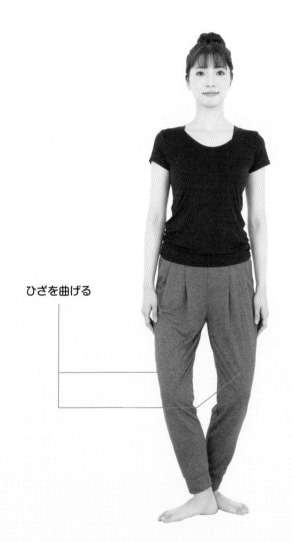

③10秒経ったらひざを曲げます。そして、②③を1セットにして3セット行います。最初のうちはふらつくかもしれないので、柱につかまるといいでしょう。

▶▶▶ 1周 | 5セット

肩甲骨エクササイズで理想のボディラインを作る

肩甲骨の位置を正しくすれば、バストアップ、背中のリフトアップ、ウエストシェイプ、ヒップアップが可能です。

STEP 1

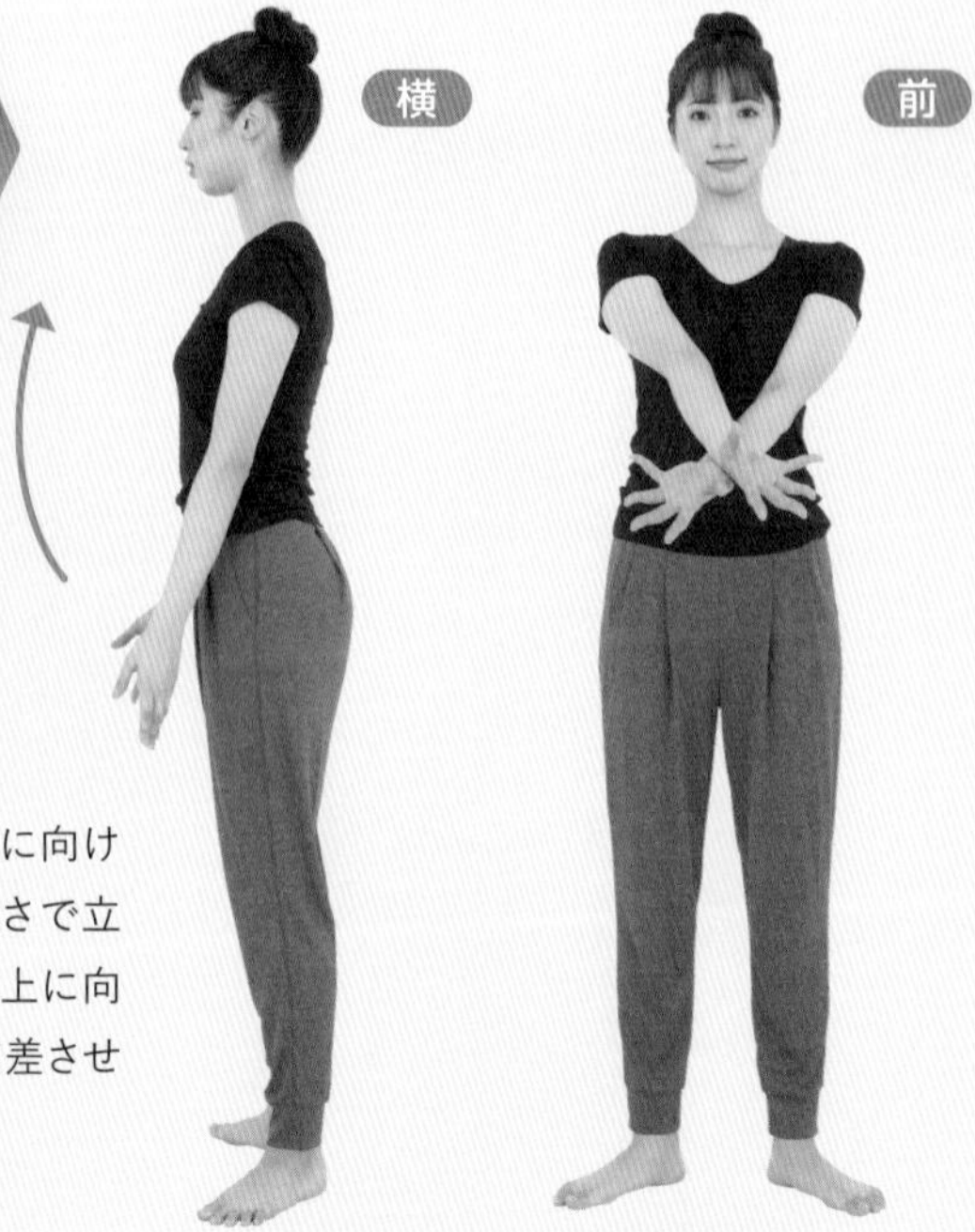

①つま先を外に向けて、肩幅の広さで立ち、手の平を上に向けた状態で交差させます。

STEP 2

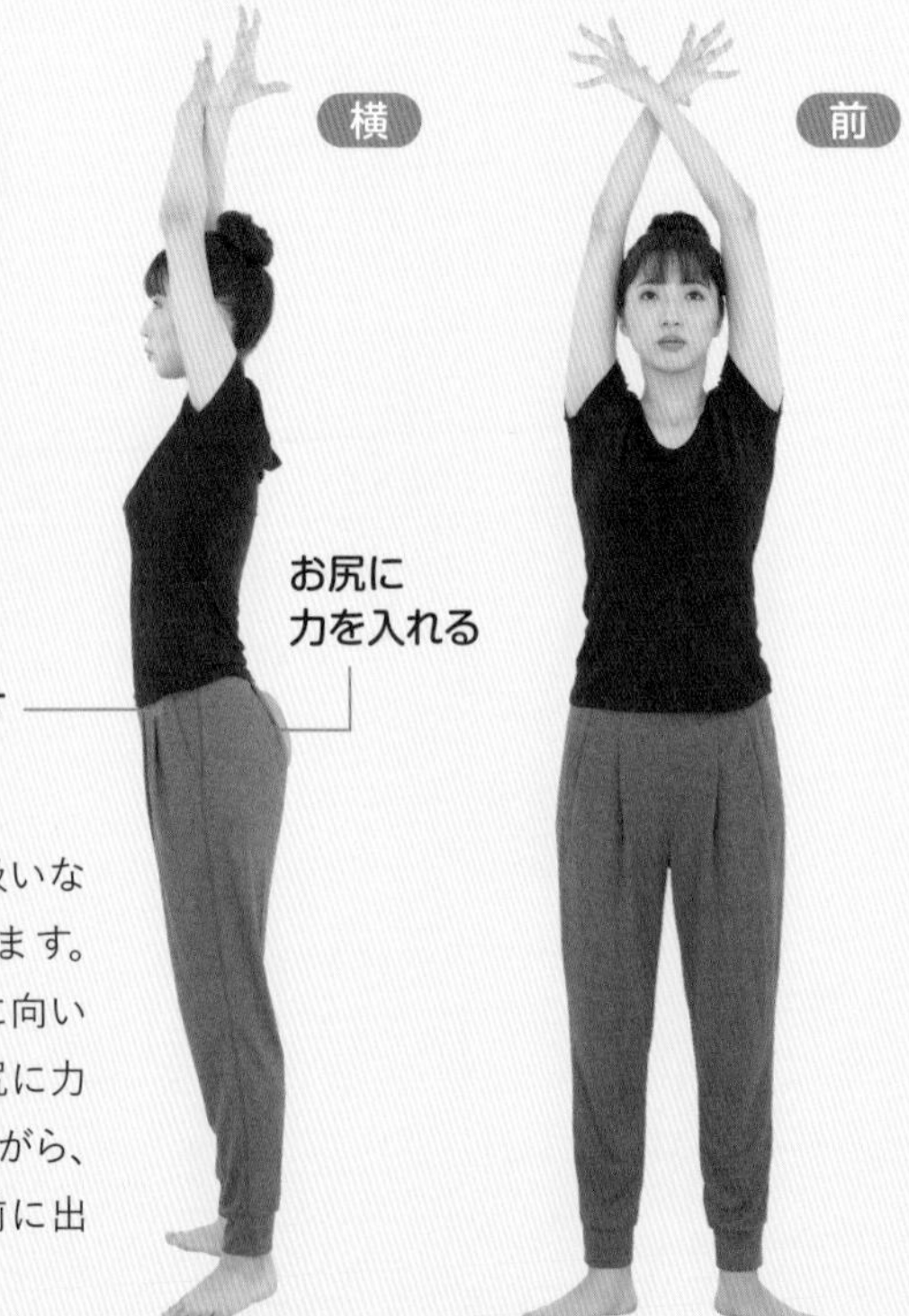

②鼻から息を吸いながら腕を上げます。手の平は後ろに向いた状態で、お尻に力をいれて締めながら、恥骨をグッと前に出します。

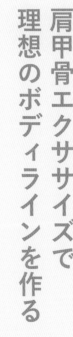

STEP 3

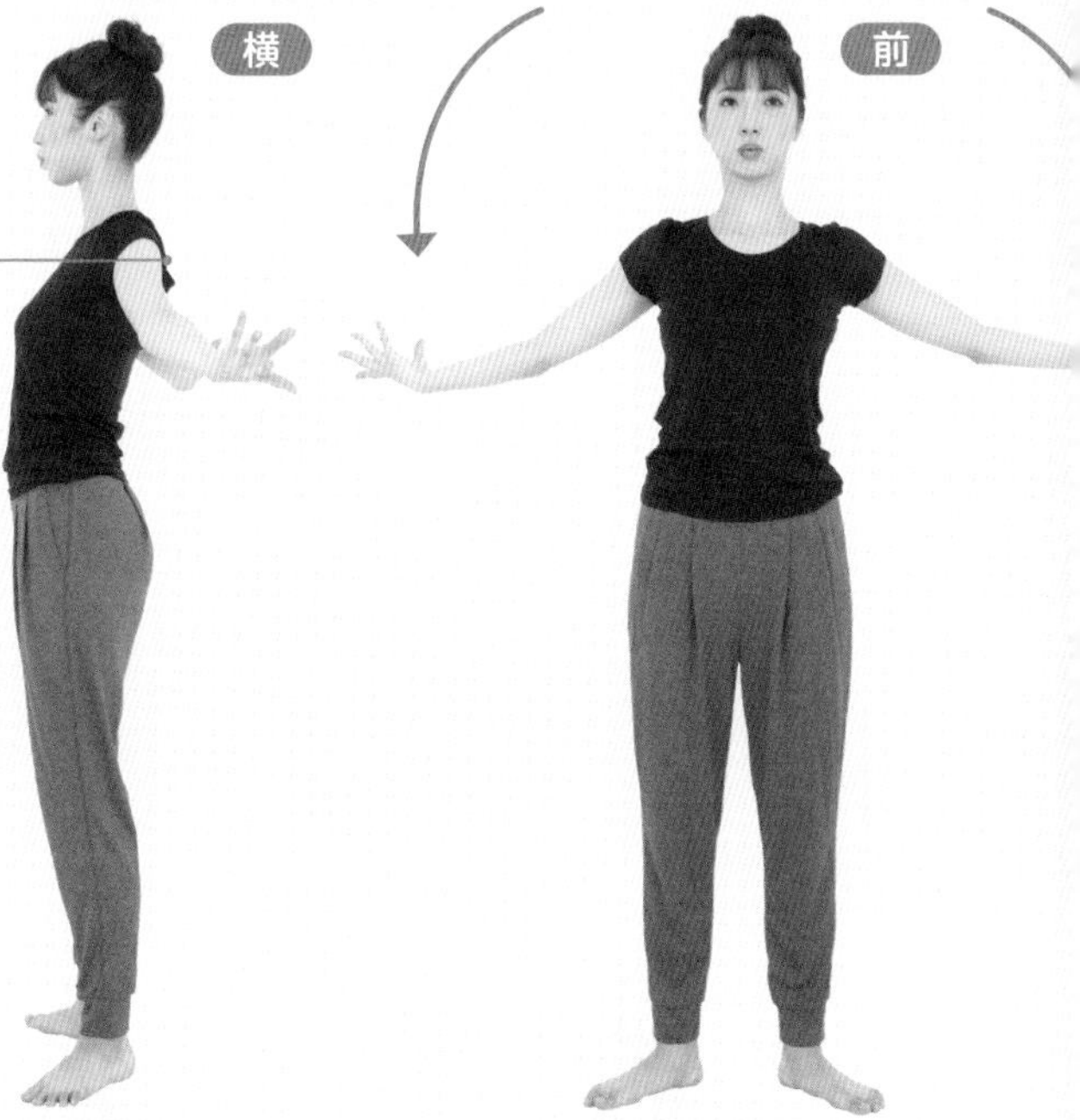

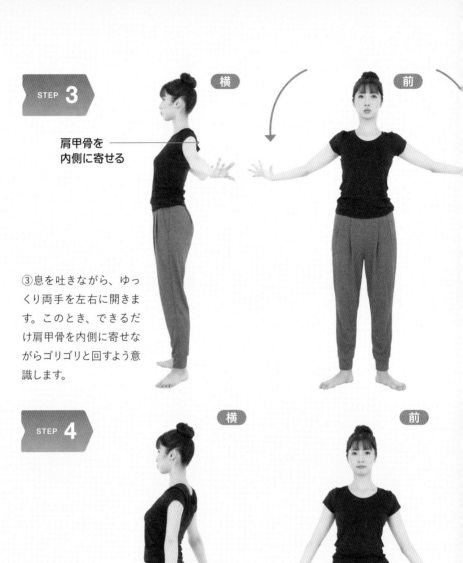

③息を吐きながら、ゆっくり両手を左右に開きます。このとき、できるだけ肩甲骨を内側に寄せながらゴリゴリと回すよう意識します。

STEP 4

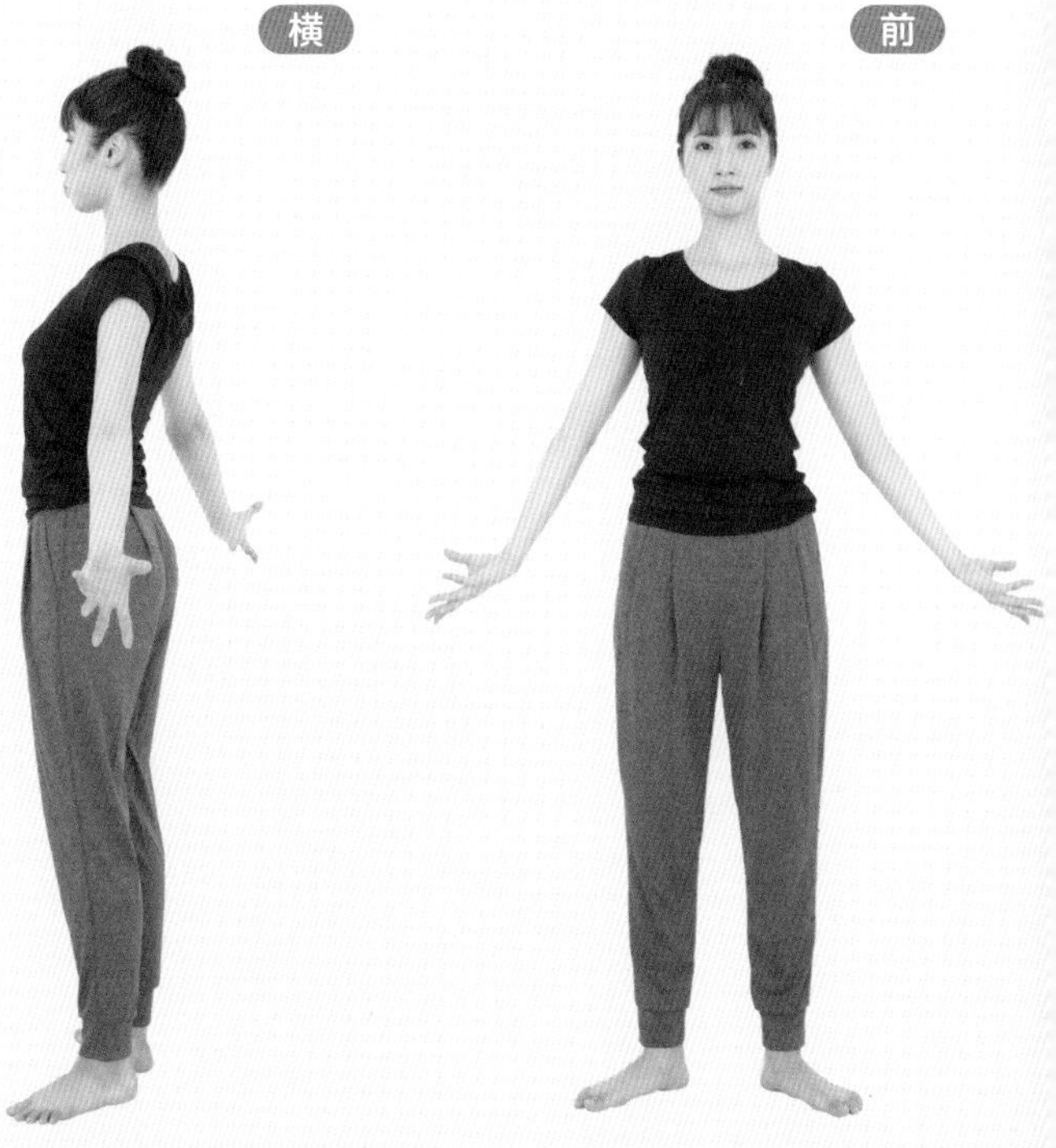

④腕を下ろしたら、再び交差させ、同じ動作を5セット行います。

耳の巻き込みストレッチで眼精疲労・頭痛を解消

▶▶▶ 両耳 30 秒 ｜ 3 セット

パソコンやスマホの見過ぎで目が疲れたり頭痛を感じたら、耳の巻き込みマッサージでスッキリ解消しましょう。

TRY 左右の耳を親指と人差し指で巻き込むように引っ張る

①親指と人差し指で耳をつかみ、外側に広げるように引っぱります。

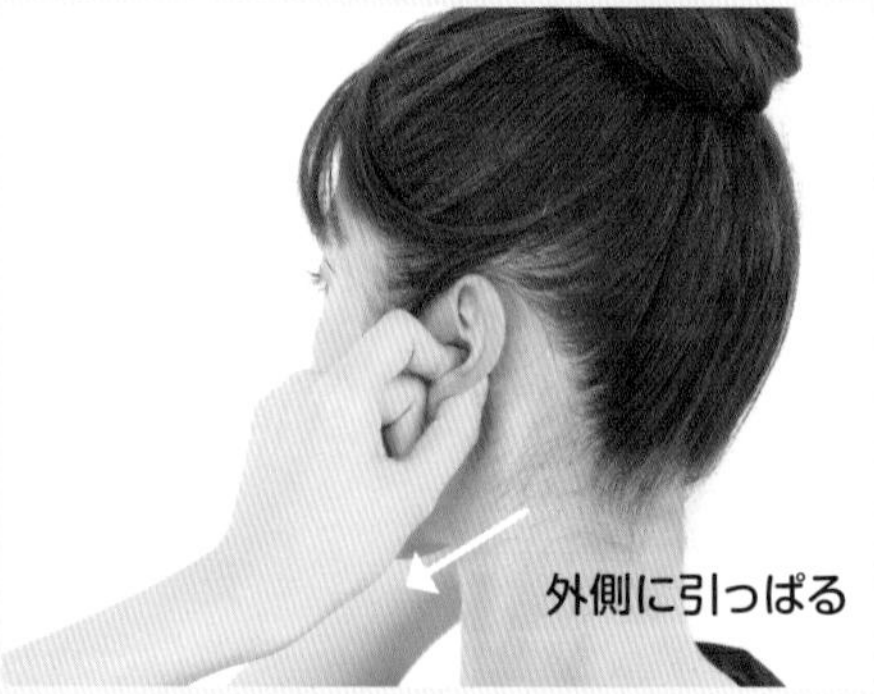

②耳の中の**人差し指を後ろに押し込みながら、**親指で耳のふちを手前に引っぱり、巻き込むような形にする。

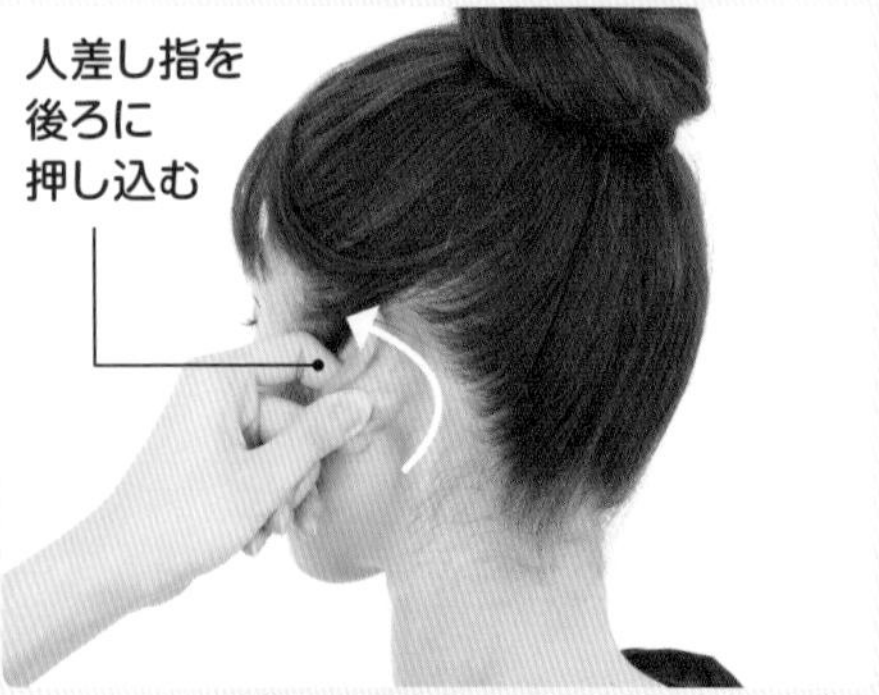

親指で耳のふちを手前に引っぱる

③耳の内側が伸びているのがわかったら、深呼吸をしながら30秒間そのままします。眼精疲労や頭痛は目の影響もあるので、目を閉じた方が効果的なのです。

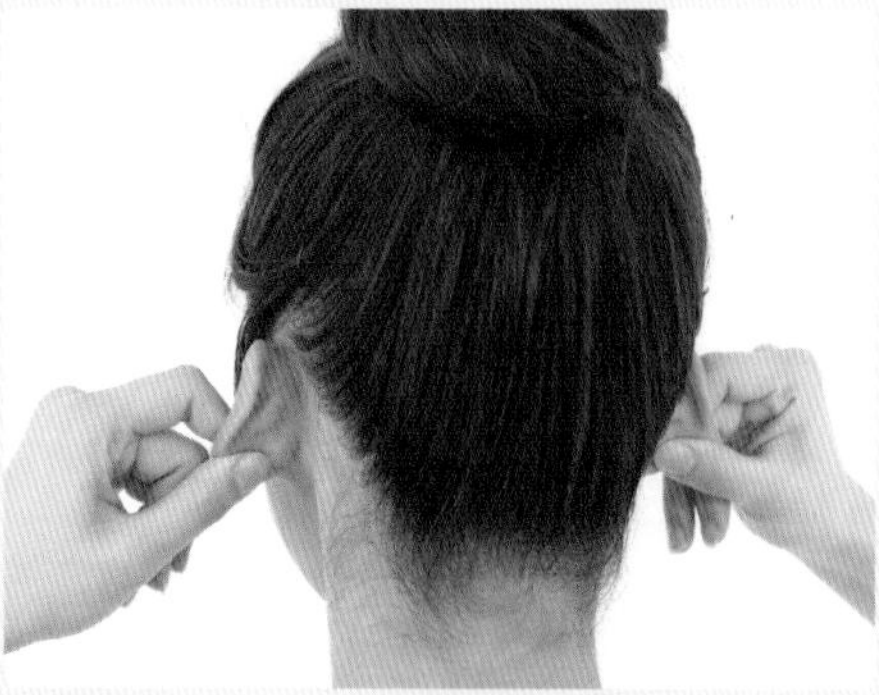

第6章

施術体験者の声

これまでに述べ5万人の患者様を診させていただき、多くの慢性腰痛持ちの方を担当させていただきました。ここでは私が施術した方々の声をいくつかご紹介していきましょう。本書で紹介するKAZU式ストレッチをすることで近い結果が得られるはずです。

※個人の感想であり、成果や成功を保証するものではありません。

その1

私の腰の痛みの原因がどこにあるのかを本当に丁寧に説明していただきました

Aさん（さいたま市）

15年前、左側の腰を強く痛めたことがきっかけで、ずっと慢性的な腰痛に悩まされていました。そこで整形外科や整骨院など、いくつも通って電気やマッサージなどをしてもらい、自分自身でも腰に負担がかからないように気をつけながら生活していたのですが、ほとんど効果はありませんでした。施術直後は軽くなった気がしましたが、すぐに腰の痛みが戻ってきました。

和先生の施術を受け、過去のお話から細かく聞いていただき、私の腰の痛みの原因がどこにあるのかを本当に丁寧に説明していただきました。施術も今までとは全く違い、痛い場所ではなく、痛みの原因に対する施術で、効果もすぐに実感でき、初めての体験で驚きました。

今は痛みもなく、自分自身でストレッチをしながらケアできています。

その2

先生の施術を受けると問題の痛みが取れてスムーズに歩けるようになりました

Mさん（北海道）

元々、腰痛、肩こり、首こりがあり、すっかり解消したということなく過ごしてきました。ここ最近、特に股関節が痛く、歩くたびに詰まるような、挟まれるような感じで、外出するのが嫌になるほど。80代の方より動きが悪く、このまま年を取っていくのが不安でした。

近くの温泉施設にあるカイロプラクティックや整体に1カ月に2回程通い、何とかしのいでいたのですが、湿布を貼っても効果はなし。ストレッチポールを使ってみましたが、かえって悪化してしまいました。施術してもらったときは、とても体が軽くなり、首や腰が回るようになったりしましたが、1週間もするとつらくなる——そんな繰り返しでした。

和先生の動画を見て、問い合わせさせていただいたのですが、それまで行った整体では、仕事の内容などの話はしましたが、他の部分の動きによる痛み、痛くない場所のことなどについては聞かれることはありませんでした。ところが和先生は私の話をよく聞いてくれて、こんなことは関係ないのでは？　と思うことも話せる雰囲気でとてもありがたかったです。施術もその場で効果を感じられ、とても安心して受けられました。

和先生には、自分の体の状態をしっかりと教えていただき、根本的に改善するためのアドバイス、ストレッチなどのセルフケア、姿勢の指導をしていただきました。今までは痛いところをマッサージしておしまいでしたので、全然違いました。

この痛みは良くならない――このまま年を取っていくのか……仕方ないのか、ごまかし、ごまかし生活していくしかないのか……と鬱々していましたが、先生の施術を受けると問題の痛みが取れてスムーズに歩けるようになりました。諦めることはないのだと希望が持てました！　おかげさまで、こうして痛みがなく、普通に歩けるのは何年ぶりか……。本当にありがたいです。

これからは北海道に帰っても和先生から教わったことを行いながら、自分で痛みの予防をできるようにしていきたいと思います。

その3

色々な治療を受けてきましたが、これが最後になると思います

Aさん（大分県）

7年前のギックリ腰をキッカケに、長年、腰痛で悩んでいました。最近では腰だけでなく、股関節やひざ、肩の痛みもあり仕事や日常生活にも支障が出ていましたので、病院に行ったり、鍼灸院や温熱療法にもかかっていました。病院では原因がはっきりわからず、湿布や薬を渡されるだけ。鍼灸院や温熱療法でもそのときはなんとなく楽にはなりますが、その場しのぎという感じでした。

それまで痛い場所をストレッチしたり、叩いたりしていたんですが、和先生は、痛い場所が原因ではないこともあるという説明をいただきとても納得できました。体の仕組みから筋肉のつながりを説明しながら、痛みの原因を教えてくださったのでわかりやすく、すごく安心して施術を受けることができました。

整形外科や他の整体院・治療院と比べるとこれまで受けたことがない、丁寧な流れでした。私の痛みの一つ一つをきちんと見ていただいて、丁寧に説明していただきま

した。最終的には全ての痛みが繋がっているということがわかり、気持ちもスッキリしました。施術も痛いところではなく、痛みの原因に対して施術を行っていただきました。腰痛が解消されただけではなく、今後も痛みが再発しないためのストレッチや体の使い方など、生活指導もしっかり行っていただきました。

今まで色々な治療を受けてきましたが、これが最後になると思います。痛みをその場だけではなく、根本的に解消されたい方はおすすめします。

その4

腰痛、坐骨神経痛《ざこつしんけいつう》もなくなり手術を受ける必要もなくなりました

Kさん（町田市）

8年前から腰痛、坐骨神経痛があり、股関節にも違和感がありました。最近、股関節の痛みが強くなってきていて、歩くのも困難な状態でした。保育園で働いているので、しゃがむことが多く、生活に支障をきたしてきたので、整形外科や接骨院に行ったり、自分なりに腹筋運動をしたりして、体を鍛えることもしました。

病院では湿布と痛み止めを出してもらいましたが、その場しのぎで、薬が終われば、痛みがまた戻ってくる。接骨院では「腹筋を鍛えなさい」と言われ、しばらくやってみましたが、痛みは変わりませんでした。最後に病院に行ったときは「手術しかない」と言われ、別の方法はないかと探していたら、友人に和先生を紹介してもらいました。初めての日に、しっかり1時間くらい問診と検査に時間をかけてくれて、体のバランスや痛みの原因を調べてくださったのがとても嬉しかったです。こんなことは初めての経験でした。それによって、どうやったら痛みが取れて、どうしたら体は改善していくか、とても丁寧に説明してくれました。おかげさまで、痛みもなくなり、手術を受ける必要もなくなりました。

以前行った整形外科や接骨院との違いは、自分の体がどうなっているかということを本当にわかりやすく説明してくれるところ。また、自分自身の体をケアする方法をしっかり教えてくれるところも、かなり他とは違うと思います。今までのところは、ただ「また来てください」の繰り返しだったので。

私のように「手術しかない」と言われた方も諦めないで、まずここに来てみてください。体のバランスを正せば手術回避できるかもしれません。

その5

ストレッチやエクササイズを続けていけば再発しないという安心感もあります

Hさん（ハワイ州）

坐骨神経痛による腰からお尻、ふくらはぎの痛みがありました。特にふくらはぎはアイスピックで刺されたような鋭い痛みがあり、仕事での支障、将来への不安もあり、整形外科や神経内科、リハビリ、さらにホットヨガにも通いました。

整形外科、神経内科では痛み止めの薬をたくさん出され、リハビリでは腰をうつ伏せでグイグイ押されました。ですが、効果がないどころか、ますます痛みは強くなってしまいました。結果的には腰椎すべり症の診断を後から受け、腰を押してはいけないということがわかり、痛みが強くなってしまった理由も理解できました。ホットヨガは精神的なリラックスにはなったかなと感じています。

ＫＡＺＵ先生のとても丁寧な説明で私の腰痛に対する考え方が根本から変わりました。今までしていたことが間違いだったということに気がつきました。痛みがなくなったことはもちろんですが、家族からは歩き方が変わったと言われました。自分では気がつかなかったのですが、足音が小さくなったそうです。

人気ブロガーでもある
モデルの武東由美さんは
こりによる体の痛みに
悩まされているとのこと。さて、迫田先生は
どのような診断をするのでしょうか？
最初は、半信半疑といった様子の武東さんでしたが
迫田先生の話を聞くうちに……。

スペシャル誌上問診

「年齢を重ねたらみんな腰痛持ちになると思っていました」

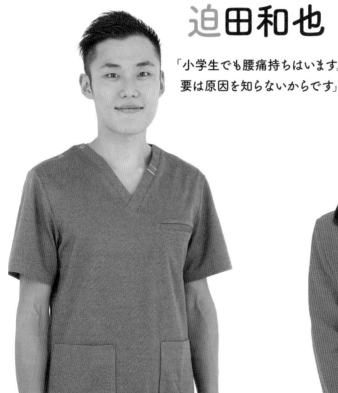

武東由美 × 迫田和也

「小学生でも腰痛持ちはいます。要は原因を知らないからです」

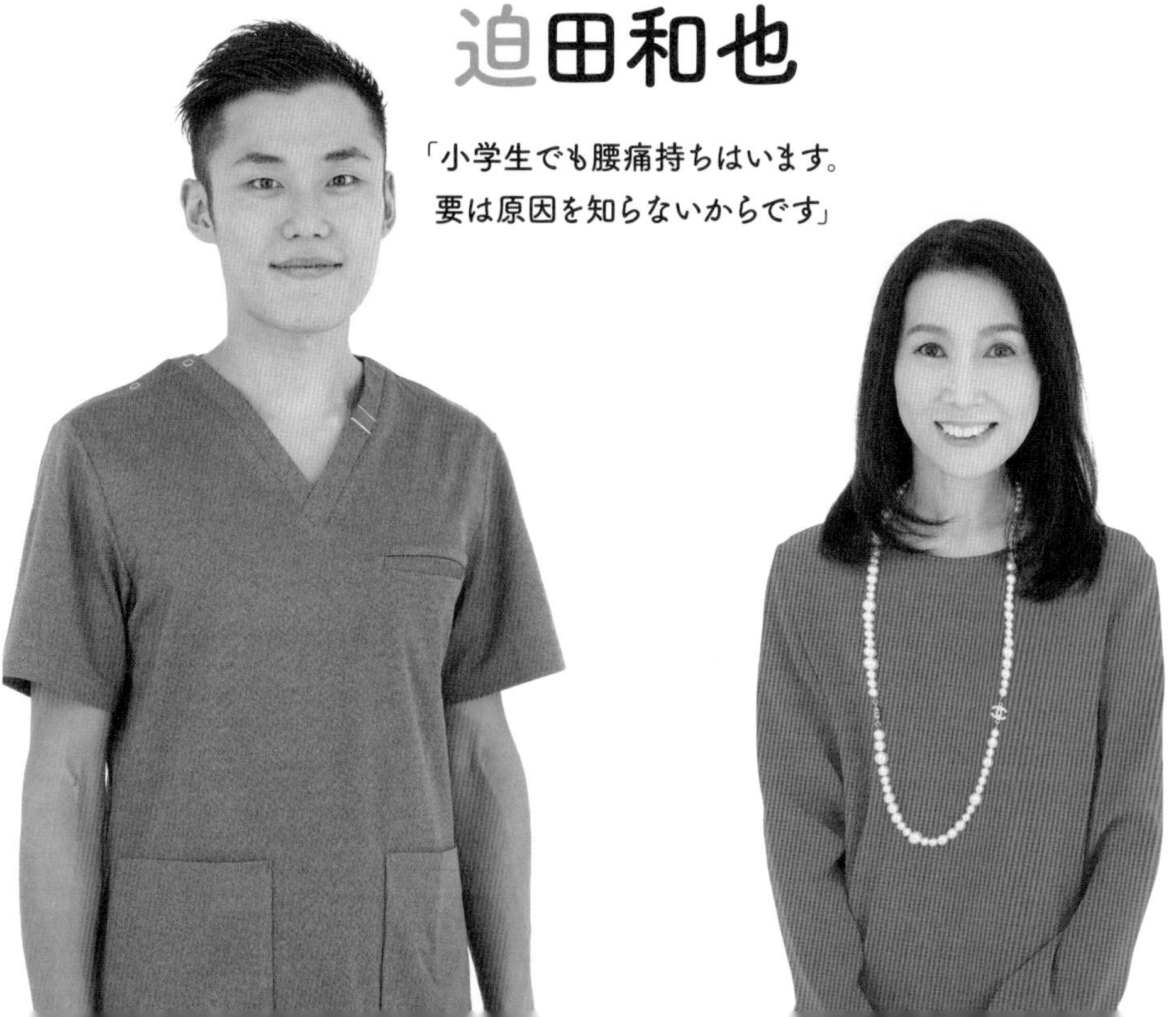

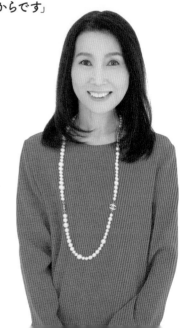

——まずは、迫田先生にいつもどおり診断していただきました。

武東「痛い部分を聞かれても、ここも痛いし、ここもというように、一カ所だけが痛いという感じではないんです」
迫田「では、どういったときに痛くなりますか?」
武東「1週間くらい孫を預かるときが、あるんですよ。すると、2日目くらいから左腕が必ず痛くなります。何日間か経てば治るんですけれどね……。孫は1歳半なので一緒に出掛けるときに、自分の荷物だけではないんですよね。哺乳瓶やオムツを入れたバッグが他に必要なんですよ。左手で抱っこをしながら、右で荷物を持つ。車で移動するにも乗せるのも大変。シートにきちんと乗ってくれればいいですが……案外、力を使うんですよね」
迫田「普段の生活の中での痛みというより、負担がかかったときに痛むという感じですか?」
武東「何かをして、というわけではなく、例えば、ここの電球が切れたなっていうときに、手を伸ばして、『あっ、痛っ!』みたいなかんじです」
迫田「痛みがあった場合、行うことはありますか?」
武東「痛い部分を、ククッと伸ばしてみ

るとか……」

迫田「それ以外で、普段から決まってしていることはないですか？」

武東「ないですね」

迫田「では、ご自身で、これでいいかなって判断をして、対処されているということですね」

武東「というより、ほったらかしになってます」

迫田「痛みが治まると『治った』と思う人は多いんです。痛みの原因がわからないと、結局のところ、また痛みがぶり返してしまうんですね。なぜ痛みが起こるのか、自分の体のクセは何か——それがわかれば、予防ができるじゃないですか。それぞれの体のクセを、ご自身がわかっていることが大切だと思います」

武東「自分では、こんなクセがあるんだということはわからないですね。全然痛くないというときでも、美容院でちょっとマッサージしてもらうと、『すごく肩がこってますよ』って言わることがよくあります。自分では気がつかないですけれども、こっているところがあるんですね」

迫田「武東さんご自身の体のクセがわかれば、自分でチェックできますよね。

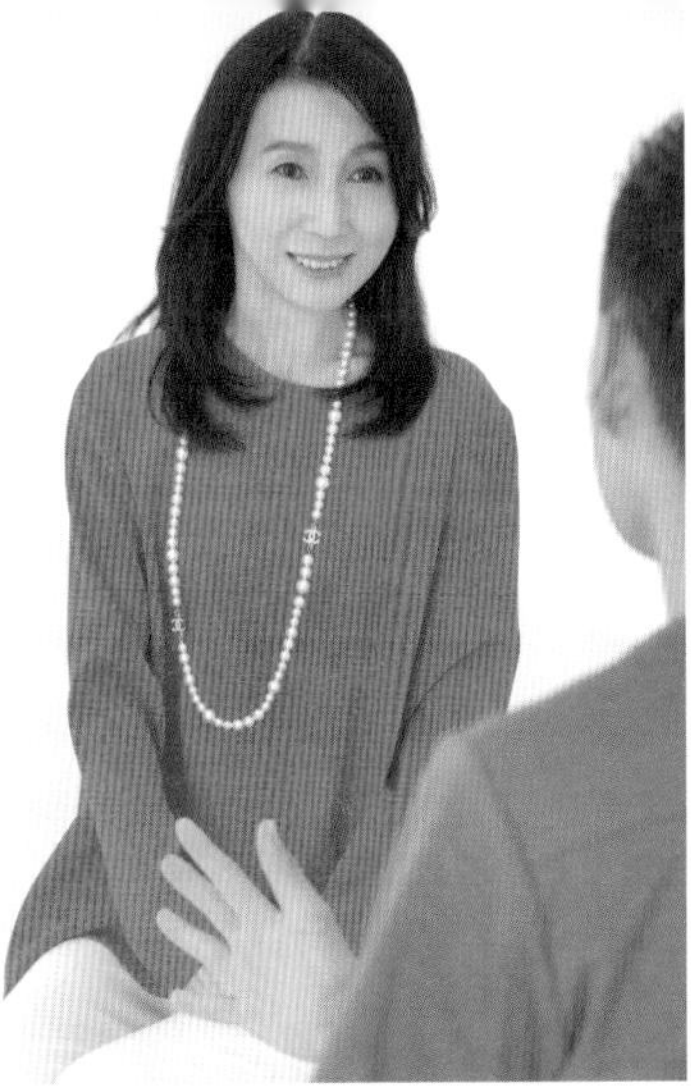

痛みに悩む武東さん。迫田先生の話に興味しんしんです

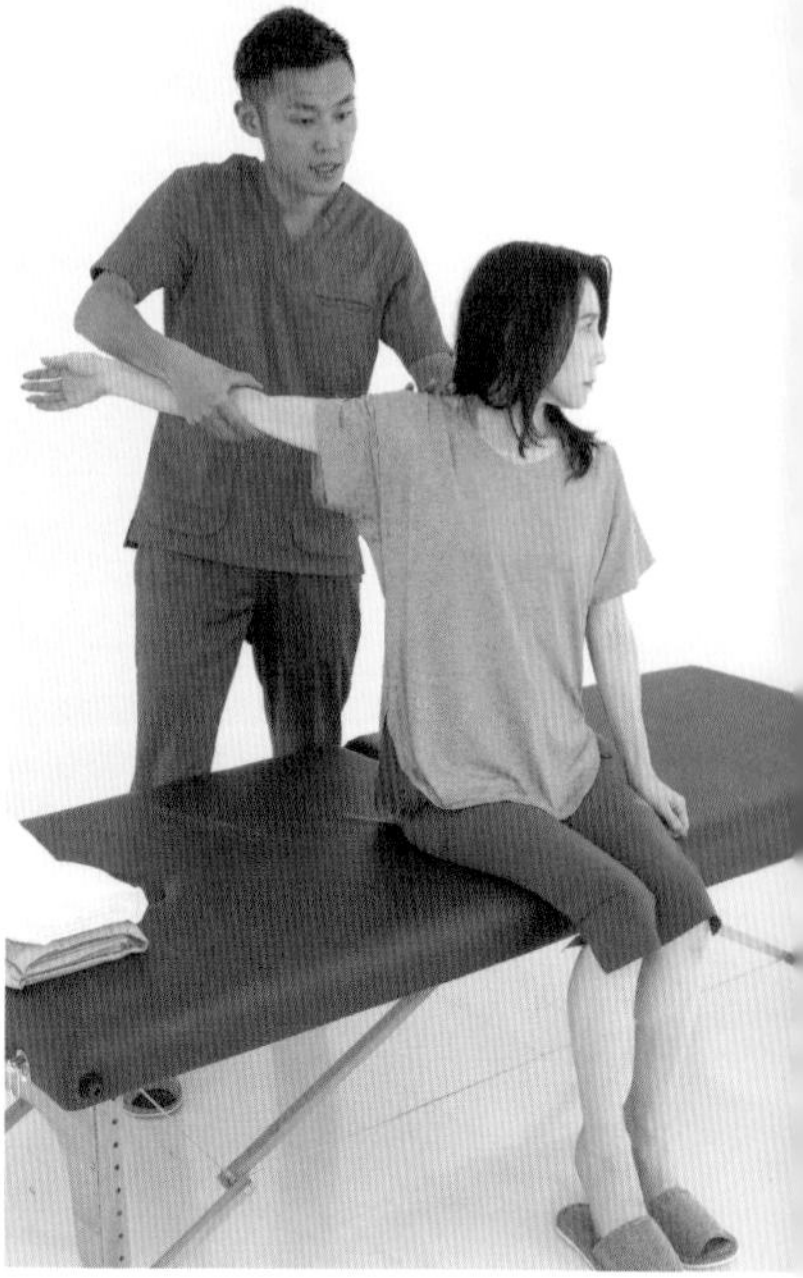

痛みが出てからじゃ遅いんです。痛みをチェックする体操（37ページ〜）が、やりづらいのであれば、それは、もう黄色信号が灯っています。痛みとその原因であるクセがわかれば、ご自身で予防することができると思うんですよ。お孫さんのお世話だって、体が青信号の状態であれば、体を使ってもおそらく、黄色信号止まりなんです。でも赤信号になってしまう。ご自身の状態をいつも良い状態にしておけば、赤信号まで行かないはずなんですよね。それは、お孫さんとか、荷物のせいではありません。皆さんが左腕が痛くなるわけではありませんから」

——続いて、病院での痛みの対処の間違いを迫田先生が指摘します。

迫田「病院は、痛みが出たら『痛みを抑えましょう』。さらに痛くなったら、『それを消しましょう。安静にしてください』と言って、治まるのを待つんです。それよりも、なぜ、痛いのかということを理解していただいた方が、自身でその

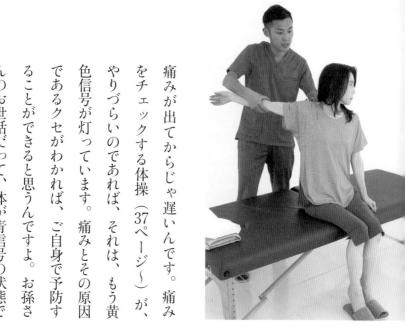

ときの痛みを抑えることができますし、再発を予防することができます」

武東「首もよく言われるんですよ。エステに行くと『かなりこってます』って。自分では全然わからなくて」

迫田「ご自身が感じられていないということは、黄色信号ですよ。日ごろの習慣が結果として現れているんです。でも、お医者さんも含め、ほとんどの方が結果だけを考えるんです。武東さんは『いろんなところが痛いんですよ』っておっしゃっていましたが、私からすれば当然なんです。ひとつのところだけが痛いというのは、ありえないんです。体は繫がっているわけですから、肩が痛いということは、頭も痛くなり、四十肩、五十肩になります。そうなるとお尻も出て、肩が前に出ると、腰は後ろに行くわけです。

生活習慣とは、日々の体の使い方とか、姿勢のことです。姿勢を正しくするためには、負荷がかかり固まっているところを緩めていくことが大切です。私たちは施術しますが、セルフケアを覚えていただければ、患者さん自身でも対処することができます」

武東「腰痛や肩こりって施術してもらってなんぼのような世界だと思っていました。年を取ったら、みんなが腰痛や肩こり持ちになっていくものだって……。私もうすぐで還暦ですし」

迫田「本当にそれが常識なのかということを、疑っていく必要もありますよね。年齢を重ねられても姿勢がすごくキレイで、痛みがない方もいらっしゃいます。逆に、小学生で肩こり、腰痛の子もいるんです。要は原因がわかってないからなんです」

――この後、武東さんは、迫田先生の施術を受け、本書で紹介した体のチェックの方法、ストレッチを体験しました。

武東「撮影スタジオに来たときと今では、全然、違います。何だろう……」

迫田「腰がしっかり入った状態になったんですよ」

武東「ストレッチで自分が少しでも楽になるなら、やりたいなと思います。痛みの原因について、すごく納得できました。先生の治療院に行かなくても、できそうです（笑）」

迫田「それが一番いいですよ。でも本当に困ったら、私のところにいらしてください。でも、来なくて済むようにしてくださいね」

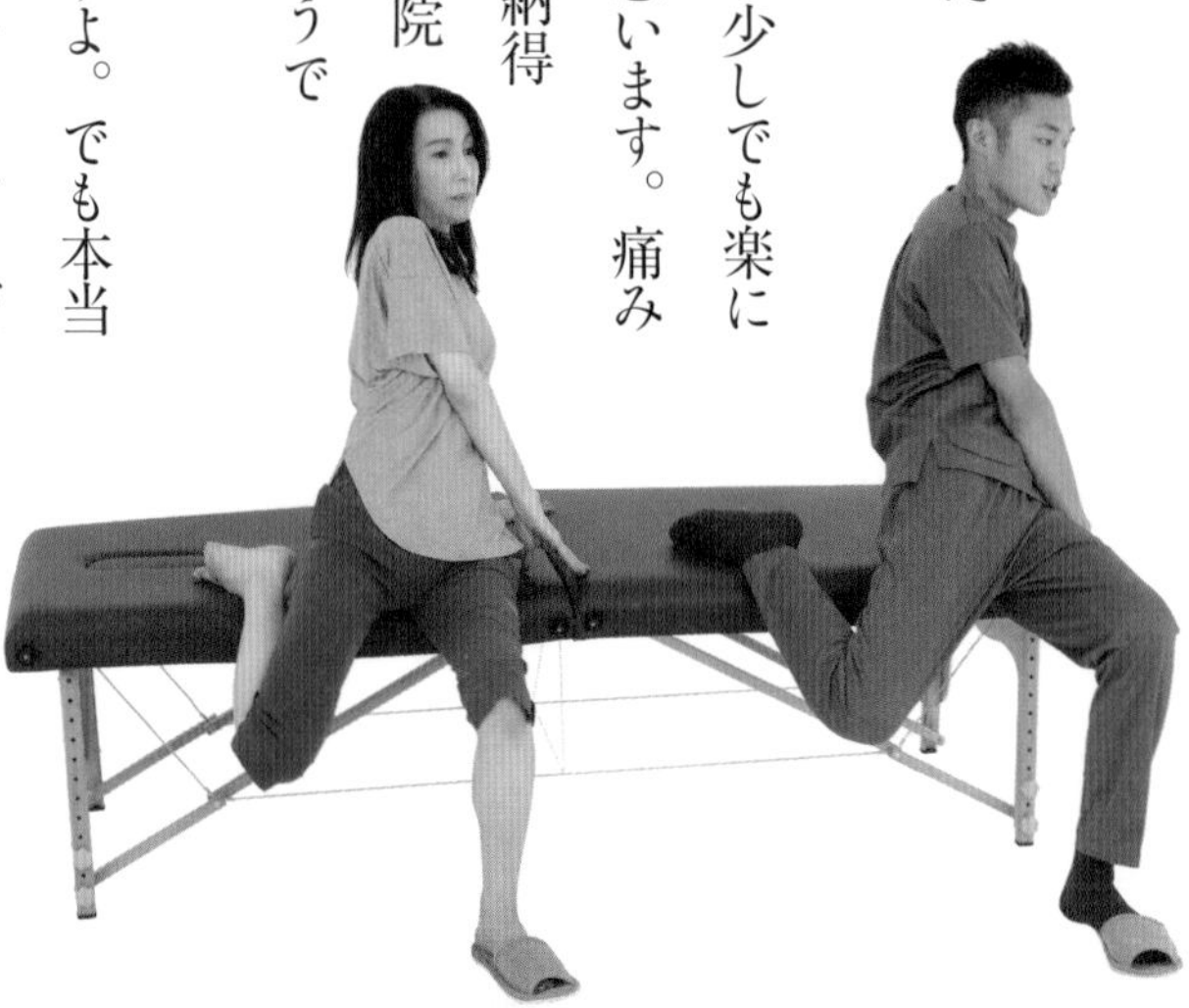

KAZU式ストレッチを体験して

自分でもこりや痛みを取ることができるんだなということがわかりました。体が悪くなってから行くのが、病院だと思っていたんですけど、先生のところに行くことがないようにするために、自分でできることがあるんですね。ストレッチの効果をすごく感じます。来たときと帰るときの私は違う私だと思いますよ。体も軽くなりました。

ストレッチもひとつの流れみたいなものが、自分で理解できていた方が、自分でやろうと思いましたね。ただ単に「この運動をした方がいいよ」って言われても、絶対に続かないけれども、これがこの運動に繋がっていてとか、ここを柔らかくするためにこの運動をしたら、自分が気持ちいい状態が続けられると思えば、持続性が出てくると思います。

家に帰ってすぐに主人に伝えますよ。こんなきっかけ、なかなかないじゃないですか。ありがとうございました。

武東 由美

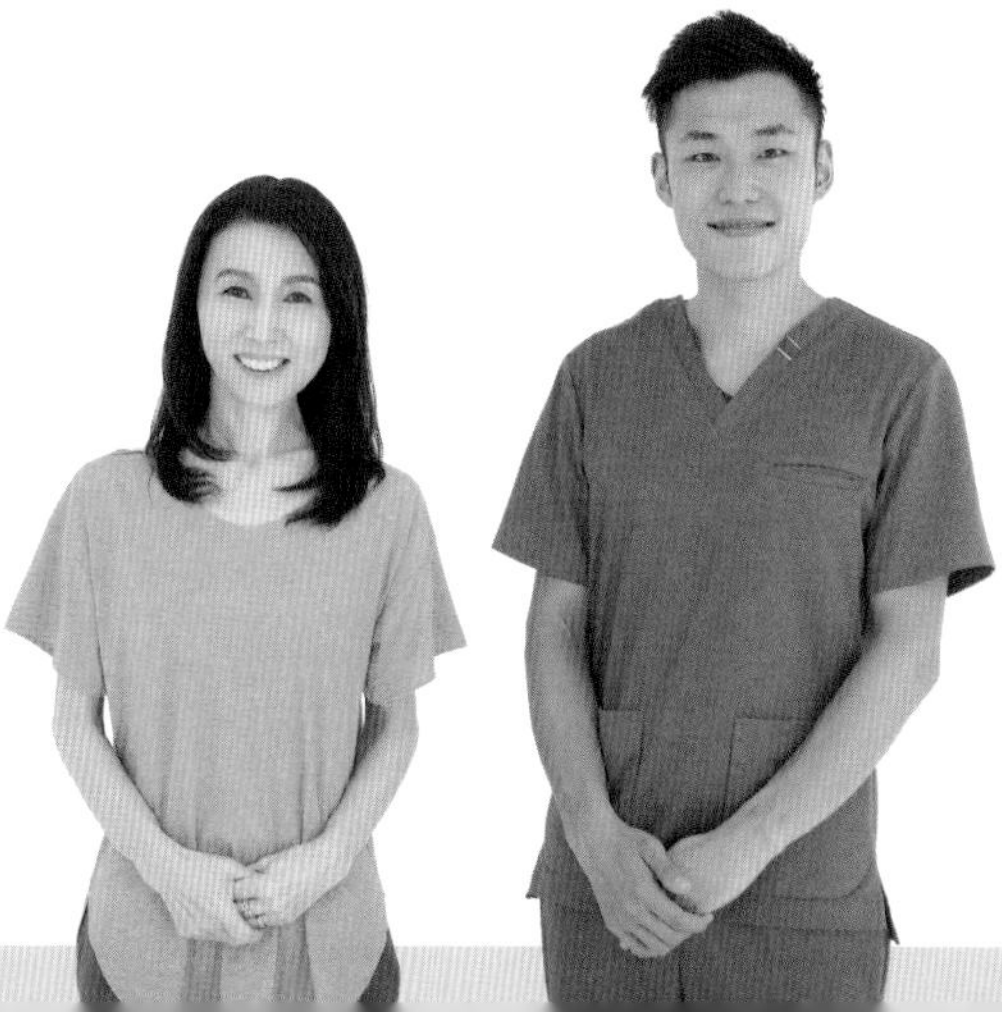

むとう・ゆみ

1960年12月生まれ。島根県出身。2010年、タレントのモト冬樹氏と結婚し、妻としてバラエティ番組に出演したのをきっかけに、ミセスモデルとして活動を始める。毎日、複数回更新されるブログ『MOTOちゃんとのはっぴいな毎日』は、アクセスランキングで常に上位になるほど高い人気を集めている。ゴルフとカラオケが好き。

ブログ

https://ameblo.jp/pochalime/

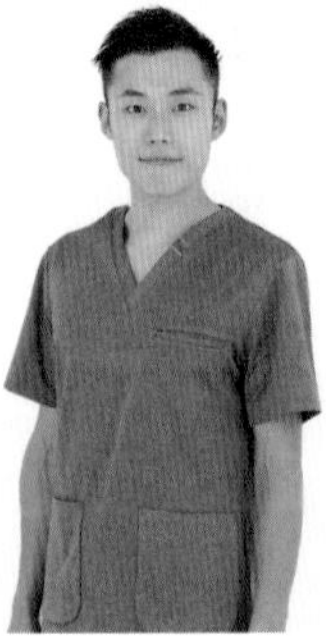

著者　**迫田和也**（さこだ・かずや）

整体院「和-KAZU-」院長。13年間で延べ5万人以上の腰痛施術を経験。痛みの「原因」に対する施術を行い、その場しのぎではなく、「根本的な改善」を提案。東京MXテレビ「HISTORY」に“日本全国から腰痛をなくす凄腕整体師！”として出演。YOUTUBE上で整体番組を持ち、2020年6月現在、フォロワー数は34万を超える。
所有資格：国家資格所持(柔道整復師)、筋膜ヨガインストラクター、ファスティングマイスター

腰痛・肩こり・ひざ痛にサヨナラ！ 30秒ストレッチ

2020年4月15日　初版第1刷発行
2021年5月15日　　　第3刷発行

撮　　影　榎本壯三
編集協力　川合拓郎、向山裕幸
デザイン　開発社
イラスト　岡本倫幸
メ イ ク　浅見由香里
モ デ ル　尾崎礼香
協　　力　株式会社WALK、株式会社エース

発 行 人　藤本晃一
発 行 所　株式会社開発社
〒103-0023　東京都中央区日本橋本町1-4-9
ミヤギ日本橋ビル8階
TEL.03-5205-0211 FAX.03-5205-2516
印刷・製本　株式会社光邦

Printed in Japan　ISBN 978-4-7591-0165-2